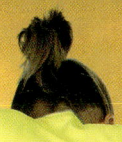

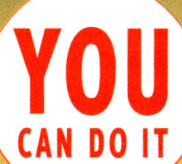

YOU
CAN DO IT

W0189457

NORDIC
WALKING

Johannes Roschinsky

Meyer & Meyer Verlag

Nordic Walking

Bibliografische Information Der Deutschen Bibliothek
Die Deutsche Bibliothek verzeichnet diese Publikation in der Deutschen
Nationalbibliografie; detaillierte bibliografische Daten sind im Internet über
http://dnb.ddb.de abrufbar.

2. Auflage 2005
© 2004 by Meyer & Meyer Verlag, Aachen
Adelaide, Auckland, Budapest, Graz, Johannesburg, New York,
Olten (CH), Oxford, Singapore, Toronto
Member of the World
Sportpublishers' Association (WSPA)
Druck: FINIDR, s. r. o., Český Těšín
ISBN 3-89899-020-6
E-Mail: verlag@m-m-sports.com

INHALT

VORWORT **8**

1 **EINLEITUNG** **10**

2 **WARUM GERADE NORDIC WALKING?** **13**
2.1 Vorteile des Nordic Walkings 14
2.2 Nordic Walking im Vergleich mit anderen Sportarten.....15

3 **EFFEKTE DES NORDIC WALKINGS** **19**
3.1 Physische Effekte 20
3.2 Psychosoziale Effekte 29

4 **DER NORDIC WALKING-STOCK** **33**
4.1 Karbon- oder Teleskopstock 34
4.2 Optimale Stocklänge 37
4.3 Griffschlaufensystem 39
4.4 Metallspitze und Gummipad...41
4.5 Die Wahl der richtigen Stöcke 41

5 **DAS WEITERE EQUIPMENT** **53**
5.1 Schuhe 55
5.2 Funktionelle Sportbekleidung.......................................61
5.3 Weitere Accessoires 67

6 **DIE RICHTIGE TECHNIK** **73**
6.1 Diagonaler Bewegungsablauf 74
6.2 Die wesentlichen Bewegungsmerkmale 76
6.3 Das Bergauf- und Bergabgehen 76

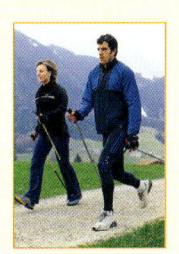
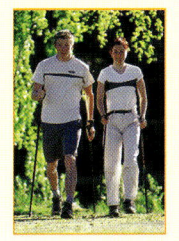
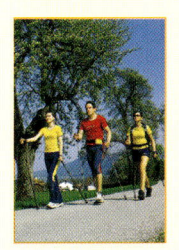

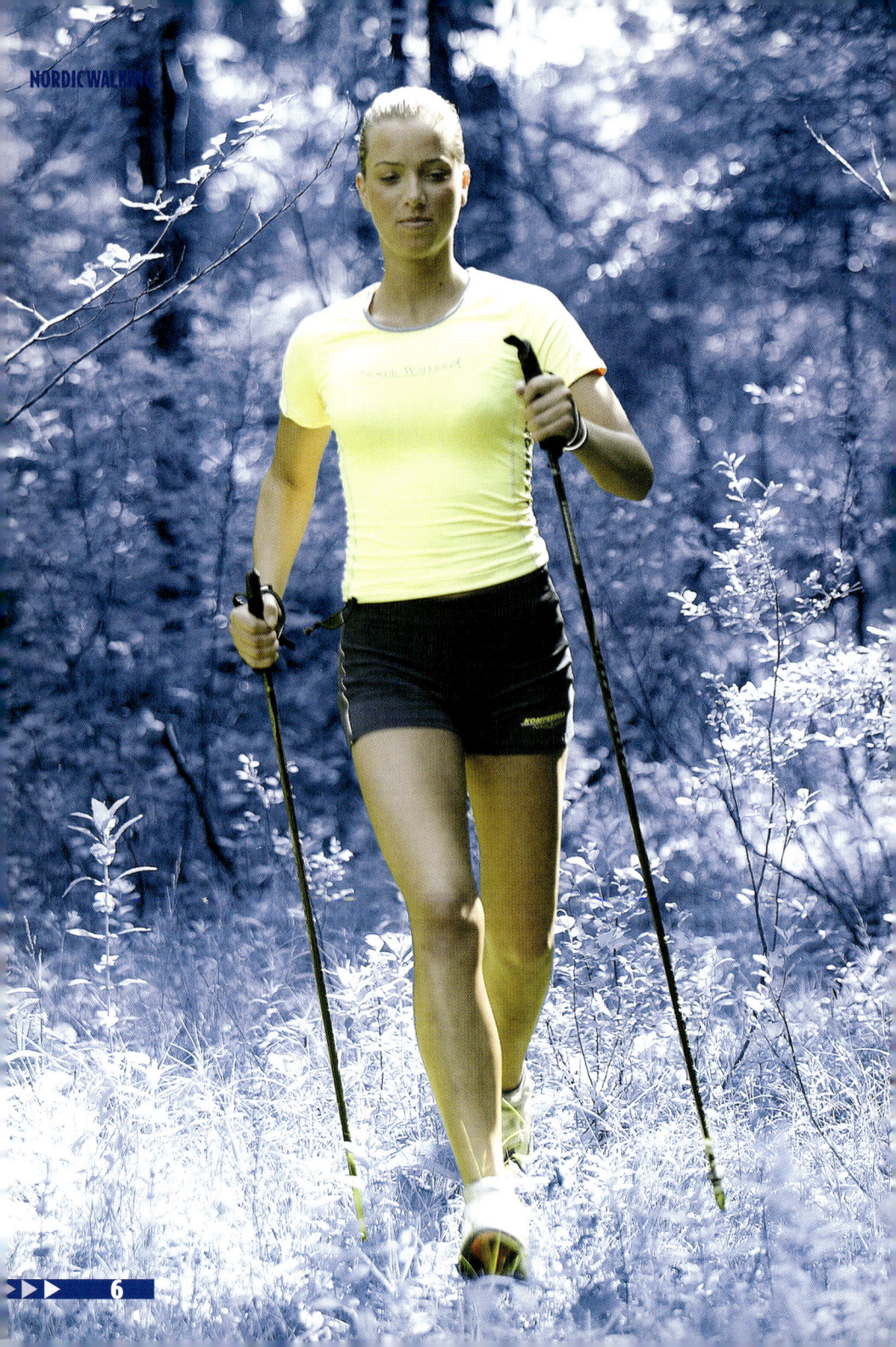

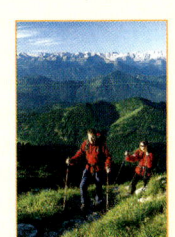

7 **DAS RICHTIGE TRAINING** **81**

7.1 Grundsätze beim Training..................................84

7.2 Vermeidung von typischen Drop-out-Fehlern.............85

7.3 Trainingsmethoden...86

7.4 Dehnen 90

7.5 Warm-up..97

7.6 Cool down...99

7.7 Herzfrequenzzonen...102

7.8 Der optimale Trainingspuls 104

7.9 Herzfrequenzmessgeräte.................................106

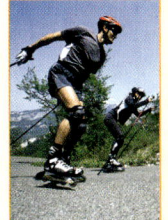

8 **NORDIC WALKING FÜR BESTIMMTE ZIELGRUPPEN** **111**

8.1 Personen mit Übergewicht................................112

8.2 Sportanfänger und Wiedereinsteiger 114

8.3 Läufer..115

8.4 Personen mit orthopädischen Beschwerden.............116

8.5 Diabetiker...117

8.6 Herzpatienten 120

8.7 Osteoporose..120

8.8 Senioren...121

8.9 Gestresste 123

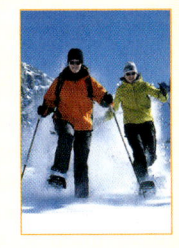

9 **CROSSTRAINING NORDIC FITNESS** **127**

9.1 Nordic Fitness – Ganzkörpertraining für 129
    Sommer und Winter

9.2 Gründe für ein Nordic Fitness-Crosstraining.............130

9.3 Nordic Blading 133

9.4 Nordic Skiing...147

9.5 Nordic Snowshoeing..151

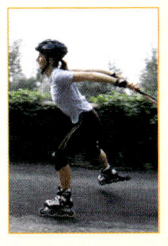

ANHANG..**158**

1 Literatur 158

2 Links zum Nordic Walking 159

3 Fotonachweis...160

Vorwort

„Gehen ist die beste Medizin." Diese Erkenntnis ist nicht neu, denn das Zitat stammt vom griechischen Arzt und Philosophen Hippokrates, der schon vor 2.400 Jahren in der Antike seine Mitmenschen beeindruckte.

Als gelenkschonende Lowimpactsportform trainiert Nordic Walking nahezu den gesamten Körper und hat auch entsprechende positive psychosoziale Effekte. Dabei versteht sich Nordic Walking nicht nur als Sportalternative für die große Gruppe der Über-gewichtigen, der Sport(wieder)einsteiger und der Personen mit Gelenkproblemen. Immer mehr spezielle Zielgruppen des Sports, wie z. B. Senioren-, Diabetiker-, Herz- und Osteoporosegruppen, nehmen die enormen Vorteile des Nordic Walkings ebenfalls für sich in Anspruch und integrieren Nordic Walking als gelenkschonendes Ganzkörperausdauertrai-ning in ihren Sport. Aber auch Fitnesssportler und Läufer haben Nordic Walking als Sportalter-native entdeckt.

Für übergewichtige Personen ist das ge-lenkschonende Nordic Walking besonders geeignet. Bei entsprechender Intensität ist es eine der besten Sportarten zur Gewichtsreduktion und eindeutig dem

Jogging vorzuziehen. Personen, die schon längere Zeit sportlich nicht mehr aktiv waren, finden im Nordic Walking eine ideale Einstiegssportart. Um mit Nordic Walking zu beginnen, benötigt man außer speziellen Nordic Walking-Stöcken nur ein Paar gute Walking- oder Joggingschuhe und eine entsprechende Sportbekleidung.

Ohne die Hilfe anderer wäre das vorliegende Buch nicht entstanden. In diesem Sinne bedanke ich mich für die freundliche Unterstützung bei den folgenden Marketingleitern/Produktmanagern: Daniela Straßer (*Exel*), Heidi Kreusel (*Leki*), Manuela Hofschwaiger (*Komperdell*), Hansjörg Sommer (*Swix*), Tanja Bichun (*Polar*), Reinhard Hetzeneder (*Löffler*) und Edi Koch (*Tubbs*). Des Weiteren gilt mein Dank Petri Eklund, Carla Schibig (Koordination & Marketing) der *Engelberg-Titlis Tourismus* AG, Herrn Körber, dem Vorstand des *Deutschen Nordic Walking/Blading Verbandes* (DNV), sowie dem Leiter des Lehrgebiets Sportpsychologie und Sportpädagogik der Universität der Bundeswehr München, Herrn Prof. Dr. Dieter Hackfort.

Für die wertvolle Unterstützung bei der Erstellung des Bildmaterials bedanke ich mich bei den Firmen *Exel, Leki, Komperdell, Swix, Karhu, Polar, Tubbs* und der *Engelberg-Titlis Tourismus* AG.

Ich hoffe, dass das vorliegende Buch Ihnen hilft, den richtigen Einstieg in die faszinierende Outdoorsportart Nordic Walking zu finden, Sie zu einem regelmäßigen und dauerhaften Sporttreiben motiviert und Ihnen zu einem gesünderen Lebensstil und Wohlbefinden verhilft. In diesem Sinne wünsche ich allen viel Vergnügen beim Lesen und beim Nordic Walken.

Johannes Roschinsky
München, im Frühling 2004

Einleitung

Nordic Walking gilt in Deutschland, Nord- und Mittel-europa sowie vor allem in den USA als eine der Trendsportarten des neuen Jahrtausends. Nach dem Jogging- und Walking-Boom der 80er und 90er Jahre bietet für immer mehr Menschen die innovative „Stockvariante des Walkings" die Alternative einer trendigen und vor allem gesunden, sportlichen Bewegungs-form. Dabei scheint sich Nordic Walking auf Grund der vielen, ganz speziellen Vorteile immer mehr zu etablieren und nicht nur ein kurzfristiger Trend zu sein.

Die Bezeichnung *Walking* stammt aus dem Englischen und bedeutet im Prinzip *zügiges*, *dynamisches Gehen* unter Einbezug der Arme als Schwungmasse. *Nordic* bezieht sich auf Finnland, das als Geburtsstätte bzw. Ur-sprungsland des Nordic Walkings gilt. Bereits in den 50er Jahren des 20. Jahrhunderts ver-suchten Skilangläufer, den so genannten *Ski-gang*, eine Kombination aus Sprung- und Laufelementen, in ihr Sommertraining zu integrieren, allerdings ohne größeren Einfluss auf den allgemeinen Breiten- und Fitnesssport. Erst 1997 kam es in Finnland, vor allem durch die Produktion der neuartigen Karbonstöcke, zum absoluten Durchbruch. Inzwischen betreibt hier ca. eine Million Menschen ganzjährig Nordic Walking. Somit ist Nordic Walking in Finnland bereits populärer als Jogging. Das Nordic Walking-Fieber hat aber mittlerweile auch Mitteleuropa, Japan und die USA erreicht und scheint sich unaufhaltsam weiter auszubreiten.

Tab. 1: Entwicklung des Nordic Walkings

▶ Bereits in den 50er Jahren versuchten Skilangläufer, den so genannten *Skigang*, eine Kombination aus Sprung- und Laufelementen, in ihr Sommertraining zu integrieren.

▶ Erst 1997 kam es in Finnland, der Wiege des Nordic Walkings, vor allem durch die Produktion der neuartigen Karbonstöcke, zum absoluten Durchbruch.

▶ Inwischen betreibt in Finnland ca. eine Million Menschen ganzjährig Nordic Walking.

▶ 2000 wurde der Deutsche Nordic Walking/Blading Verband (DNV) gegründet.

▶ 2001 wurde die INWA, die International Nordic Walking Association, gegründet.

▶ 2003 gehört Nordic Walking auf der Sommer-ISPO in München, der größten Sportartikelfachmesse der Welt, zu den dominierenden Themen.

▶ In Deutschland, Österreich und der Schweiz bilden sich nahezu flächendeckend immer neue Nordic Walking-Treffs.

▶ Auch in Vereinen, Volkshochschulen und in der Schule findet Nordic Walking immer mehr Anhänger.

Der Deutsche Nordic Walking/Blading Verband (DNV) und die International Nordic Walking Association (INWA)

Mit derzeit etwa 4.000 ausgebildeten Basic Instruktoren bietet der Deutsche Nordic Walking/Blading Verband, als weltweit größter Verband dieser Art, ein flächendeckendes Netz an qualifizierten Kursen sowie weitere Angebote zum Thema Nordic Fitness an. Als *Nordic Fitness* bezeichnet man ein Bewegungskonzept der Gesundheitsförderung mit Stöcken in der freien Natur.

Der Deutsche Nordic Walking/Blading Verband unterstützt bundesweit Personen, Organisationen und Unternehmen mit Interesse an der Prävention und an der Gesundheitsförderung. Er verfolgt das übergeordnete Ziel, die körperliche Gesundheit der Bevölkerung zu erhalten und zu verbessern sowie das Bewusstsein der Eigenverantwortung hierfür zu wecken und zu stärken.

Der Deutsche Nordic Walking/Blading Verband wurde im Jahr 2000 als eingetragener, gemeinnütziger Verein gegründet. Ein Teil der Mitglieder ist professionell in den Bereichen Gesundheitsförderung und Prävention tätig. Zu den vertretenen Berufsgruppen gehören u. a. Mediziner, Ernährungswissenschaftler und -berater, Diplomsportlehrer, Krankengymnasten, Bewegungstherapeuten, Wissenschaftler und Publizisten.

Der Deutsche Nordic Walking/Blading Verband ist Mitglied der INWA (International Nordic Walking Association) und hat sich zum Ziel gesetzt, die Bewegungsformen Nordic Walking und Nordic Blading, aber auch artverwandte Bewegungsformen (z. B. Schneeschuhwandern, Hill Walking, Winter Walking) zu fördern und zu unterstützen.

2. KAPITEL

WARUM GERADE NORDIC WALKING?

Nordic Walking ist im Prinzip eine Natur-, Ausdauer-, Fitness- und Gesundheitssportart zugleich, bei der sich die positiven Trainingseffekte des Walkens mit den positiven Effekten des Skilanglaufs verbinden. So wird aus dem klassischen Walking ein gelenkschonendes Ganzkörpertraining für jedermann.

2.1 Vorteile des Nordic Walkings

Nordic Walking gilt als absolut gesund und besitzt eine Vielzahl ganz spezifischer Vorteile. Nordic Walking:

- ▶ kann von jedermann durchgeführt werden.
- ▶ ist in jedem Alter leicht erlernbar.
- ▶ verursacht kaum Verletzungen.
- ▶ kann das ganze Jahr über und bei jedem Wetter durchgeführt werden.
- ▶ kann nahezu überall und das in den meisten Fällen direkt von zu Hause aus ausgeübt werden.
- ▶ unterstützt eine aufrechte und stabile Körperhaltung, erleichtert somit die Atmung während der sportlichen Aktivität und beugt zusätzlich einer Körperfehlstellung vor.
- ▶ verbessert als Herz-Kreislauf-Training die allgemeine, aerobe Grundlagenausdauer und die Kraftausdauer.
- ▶ entlastet den Bewegungsapparat im Bereich der Sprung-, Knie- und Hüftgelenke um bis zu 30 % und eignet sich daher besonders bei Übergewicht, Knie- und Rückenproblemen.
- ▶ kräftigt Rücken-, Bein-, Arm- und Schultermuskulatur gleichermaßen.
- ▶ löst Muskelverspannungen im Schulter- und Nackenbereich.
- ▶ beansprucht ca. 85 % der Gesamtmuskulatur des menschlichen Körpers.
- ▶ ist erwiesenermaßen bis zu 46 % effektiver als Walking ohne Stöcke.
- ▶ verbrennt 20-30 % mehr Kalorien als beim Gehen ohne Stöcke mit derselben Geschwindigkeit.
- ▶ ist also im Sinne des Fatburnings eine optimale Sportart zur Gewichtsreduzierung und -kontrolle.
- ▶ verbessert den Stoffwechsel und trägt zur Steigerung von Vitalität und Fitness bei.

▶ wirkt positiv auf das vegetative Nervensystem und stärkt als Outdoorsportart die Abwehrkräfte.

▶ kann optimal und individuell dosiert und von nahezu jedermann durchgeführt werden.

▶ eignet sich auch für spezielle Zielgruppen, wie z. B. Personen mit Herz-Kreislauf-, Knie- oder Rückenproblemen, Diabetiker, Osteoporosepatienten und für Rehapatienten.

Die positiven Effekte des Nordic Walkings beschränken sich jedoch bei weitem nicht nur auf den konditionellen bzw. physischen Bereich. Eine leichte Erlern- und Durchführbarkeit, neue Bewegungsmöglichkeiten und -erfahrungen und das bei frischer Luft und reizvoller Landschaft können dazu führen, dass Nordic Walking sich auch psychisch auf das allgemeine Wohlbefinden nachhaltig positiv auswirkt. Schließlich bietet Nordic Walking die Möglichkeit, in einer Gruppe oder auch in der Familie gemeinsam Sport zu treiben. Somit beinhaltet das Nordic Walking nicht zu unterschätzende soziale Momente.

2.2 Nordic Walking im Vergleich mit anderen Sportarten

Als Outdoorausdauersportart steht Nordic Walking in Konkurrenz mit anderen Sportarten, die diesen Bereich bisher abdeckten. Dazu zählen in erster Linie die bekannten Ausdauersportarten Walking und Jogging. Bei einem Vergleich der genannten Sportarten besitzt das Nordic Walking auf Grund der zusätzlichen Beanspruchung der oberen Extremitätenmuskulatur und der Schulter- und Brustmuskulatur bei gleichzeitiger Gelenkentlastung eine Reihe ganz gravierender Vorteile. Insbesondere in puncto prozentualer Muskeleinsatz der Gesamtkörpermuskulatur und bei der Gelenkbelastung schneidet das Nordic Walking gegenüber dem Walking und dem Jogging besser ab. Auch liegt der Kalorienverbrauch im Vergleich zum Walking deutlich höher.

Der immer größer werdende Bevölkerungsanteil der Menschen mit Übergewicht oder mit orthopädischen Problemen sollte das Nordic Walking klar dem Jogging vorziehen. Längeres Laufen führt insbesondere bei diesem Personenkreis zu hohen Belastungen des Muskelhalteapparats (Knochen, Muskeln, Bänder und Sehnen). So kommt es durch negativ-

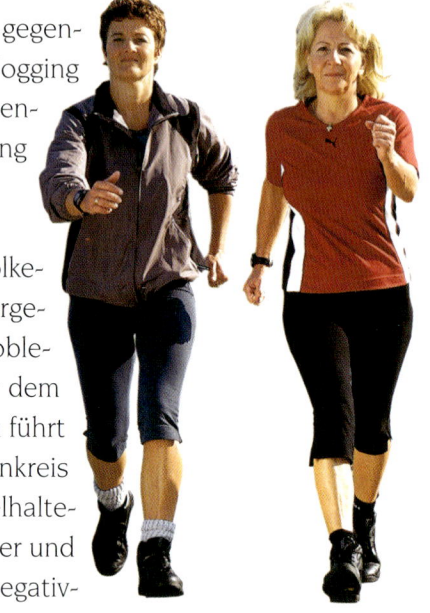

Tab. 2: Walking, Nordic Walking und Jogging im Vergleich

	Walking
Muskeleinsatz der Gesamtmuskulatur in %	70 %
Gelenkbelastung	Gering
Kalorienverbrauch	Ca. 280 kcal/h
Zielgruppe	Fast ohne Einschränkungen
Verletzungsanfälligkeit	Sehr gering

dynamische Muskelarbeit beim Aufsetzen des Fußes schnell zu Überbelastungen mit den bekannten Folgen (Muskelkater; Gelenkschmerzen; Inaktivität). Da die Anpassungsvorgänge im Bereich des Bewegungsapparats, verglichen mit dem Herz-Kreislauf-System, wesentlich langsamer ablaufen, darf aus der Verbesserung der Ausdauerleistungsfähigkeit nicht automatisch auf eine stärkere Belastbarkeit der Sehnen, Bänder und Gelenke geschlossen werden. Deshalb sollten die genannten Personengruppen das Nordic Walking gegenüber dem Laufen vorziehen.

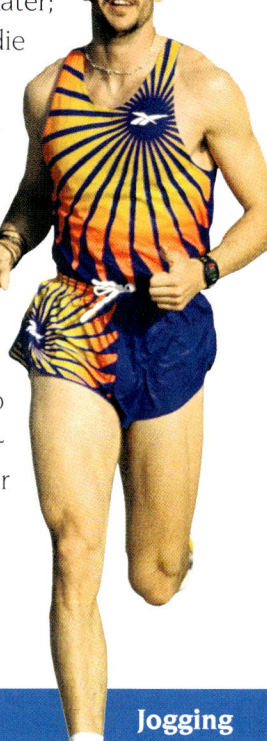

Nordic Walking	Jogging
85 %	70 %
Sehr gering	Hoch
Ca. 400 kcal/h	Ca. 700 kcal/h
Fast ohne Einschränkungen	Mit Einschränkungen
Sehr gering	Gering-mittel (Überlastungsschäden)

Erst wenn entsprechende Adaptationsprozesse im Muskel-halteapparat stattgefunden haben oder/und nach einer entsprechenden Gewichtsreduktion kann mit dem Laufen begonnen werden. Nordic Walking bildet also hier die Grund-lage und den Einstieg für eine spätere Laufkarriere. Dabei braucht man nach einem Einstieg in den Laufsport sein vielleicht lieb gewonnenes Nordic Walking nicht wieder auf-zugeben, sondern kann es parallel zum Lauftraining 1-2 x pro Woche weiterführen. Nach einiger Zeit wird man durch das parallele Training von Laufen und Nordic Walking seine all-gemeinen physischen Grundlagen so verbessert haben, dass man nahezu spielerisch Trainingsumfang und Intensität erhöht. 2 x pro Woche Laufen und 2 x pro Woche Nordic Walking als ergänzendes Ganzkörpertraining verbessern die allgemeine aerobe Grundlagenausdauer noch weiter, reduzieren das Übergewicht und bilden die Grundlage für eine Motivation zu einer langjährigen, überdauernden Sportkarriere.

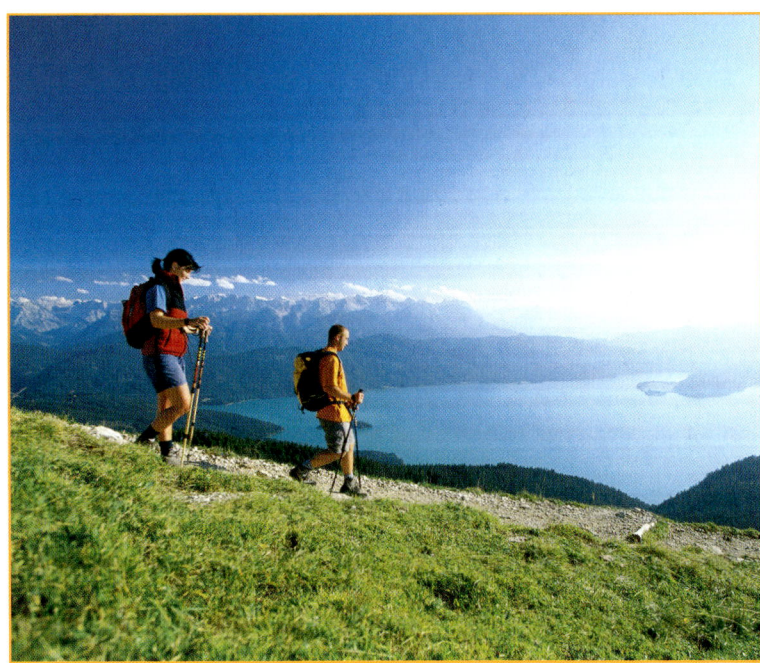

3. KAPITEL

EFFEKTE DES NORDIC WALKINGS

Kaum eine Sportart besitzt ein so umfangreiches Spektrum wie das Nordic Walking. Man kann es im Sommer und im Winter, allein oder in der Gruppe, mit unterschiedlicher Intensität und in den Bergen oder in der Ebene betreiben. Somit sind auch die positiven physischen, psychischen und sozialen Effekte eines regelmäßigen Nordic Walking-Trainings enorm groß. Nordic Walking ist von der Grundstruktur her eine Ausdauersportart, wobei aber ebenso die Kraft im Sinne der Kraftausdauer und die Beweglichkeit mittrainiert werden. Auch die koordinativen Fähigkeiten werden beim Nordic Walking verbessert. Aber nicht nur Auswirkungen auf den menschlichen Körper bzw. dessen Motorik spielen eine Rolle. Neben den vielfältigen physiologischen Effekten lassen sich durch regelmäßiges Nordic Walking-Training vor allem positive Effekte auf die Psyche und das allgemeine Befinden erzielen.

3.1 Physische Effekte

Die physischen Effekte eines regelmäßig betriebenen Nordic Walking-Trainings sind äußerst vielseitig. Sie beziehen sich in der Hauptsache auf:

> ▶ das Herz-Kreislauf-System (Herz, Arterien, Venen, Blut).
> ▶ die Muskulatur.
> ▶ die Knochen und Gelenke.
> ▶ die Atmung.
> ▶ den Stoffwechsel.
> ▶ das Immunsystem.
> ▶ den Hormonhaushalt.
> ▶ die Koordination.

Herz-Kreislauf-System

Regelmäßiges Nordic Walking-Training verbessert die Leistungsfähigkeit des Herz-Kreislauf-Systems und damit die allgemeine aerobe Grundlagenausdauer deutlich. Wie durch nahezu jedes Ausdauertraining können deshalb auch durch Nordic Walking, bei entsprechender regelmäßiger Durchführung, eine Vielzahl positiver Effekte erreicht werden (vgl. u. a. Boeckh-Behrens & Buskies, 1995; Weineck, 1990). Dabei umfasst das Herz-Kreislauf-System das Herz, das gesamte Gefäßsystem (Arterien und Venen) und das Blut. Neben den meist bekannten positiven Effekten eines Ausdauertrainings auf das Herz bietet Nordic Walking auch ein sehr effektives Training des Gefäßsystems. Die zyklischen Bewegungen fördern den venösen Rückfluss des Blutes in den Beinvenen und beugen einer Schwächung der Venenklappen und dem Entstehen von Krampfadern vor.

Tab. 3: Positive Effekte des Nordic Walking-Trainings auf das Herz

- ▶ Senkung des Ruhe- und Belastungspulses.
- ▶ Senkung des Blutdrucks.
- ▶ Ökonomisierung der Herz-Kreislauf-Arbeit und geringere Belastung des Herzens.
- ▶ Erhöhte maximale Leistungsfähigkeit des Herz-Kreislauf-Systems.
- ▶ Verringerter Sauerstoffbedarf des Herzmuskels.
- ▶ Verbesserte Durchblutung des Herzmuskels.
- ▶ Vergrößertes, maximales Schlag- und Herzminutenvolumen.

Tab. 4: Positive Effekte des Nordic Walking-Trainings auf Gefäßsystem und Blut

- ▶ Erhöhte Sauerstofftransportkapazität durch Vermehrung der roten Blutkörperchen.
- ▶ Verbesserte Sauerstoffversorgung des gesamten Organismus.
- ▶ Verbesserung des venösen Blutstroms und Vorbeugung vor Krampfadern.
- ▶ Verbesserte Elastizität der Blutgefäße.
- ▶ Bessere Fließeigenschaften des Bluts.
- ▶ Verringerte Thrombosegefahr.
- ▶ Abnahme des Blutfettspiegels.
- ▶ Die bessere Durchblutung der peripheren Blutgefäße führt zu einem geringeren Risiko von Arteriosklerose.
- ▶ Bildung von Kollateralen (= Umgehungsgefäßen neben den Hauptgefäßen).

Muskulatur

Nordic Walking ist ein typisches Ganzkörpertraining, bei dem bis zu 85 % der Gesamtmuskulatur beansprucht werden. Regelmäßiges Training kräftigt alle großen Muskelgruppen. Die Halte- und Stützmuskulatur wird beim Nordic Walking nicht statisch, sondern dynamisch belastet. Sie wird daher nicht nur gekräftigt, sondern auch entlastet. Empfunden wird der An- und Entspannungswechsel der Stütz- und Haltemuskulatur, insbesondere der Rücken-, Schulter- und Nackenmuskulatur, häufig als eine allgemeine muskuläre Entspannung, was eine bestehende Schmerzsymptomatik nachgewiesenermaßen verringern kann. Nordic Walking dient auch rein präventiv als Schmerz- und Migräneprophylaxe.

Tab. 5: Positive Effekte des Nordic Walking-Trainings auf die Muskulatur

▶ Kräftigung nahezu der gesamten Körpermuskulatur.

▶ Erhöhung der Kraftausdauer und der Regenerationsfähigkeit der eingesetzten Muskulatur.

▶ Erhöhte Durchblutung der Muskulatur (Kapillarisierungseffekt).

▶ Eine Vermehrung der Zellkraftwerke (= Mitochondrien) ermöglicht eine verbesserte Sauerstoffnutzung.

▶ Höhere Speicherkapazität für Sauerstoff und Kohlenhydrate.

▶ Verbesserte Sauerstoffaufnahme, -speicherung und -verarbeitung.

▶ Training von Muskelgruppen, – Rücken-, Schulter- und Nackenmuskulatur – die häufig verkürzt sind und zu Verspannungen neigen.

Knochen und Gelenke

Auch auf Knochen und Gelenke wirkt Nordic Walking durchaus positiv. Regelmäßiges Nordic Walking-Training führt zu einer Erhöhung der Knochendichte und liefert damit einen wichtigen prophylaktischen Beitrag zur Verhinderung von Osteoporose.

Die zyklischen, d. h. immer wieder gleichen, Bewegungen beim Nordic Walking besitzen keine hohen Druckbelastungsspitzen in den Gelenken, d. h., dass sich insbesondere die Hüft-, Knie- und Sprunggelenke quasi „belastungsfrei" bewegen können, was die Gelenkernährung verbessert und eine schonende Gelenk- und Muskelmobilisation ermöglicht (Birkner & Roschinsky, 2003). Große Schrittlängen und die Technik des Bergauf- und Bergabgehens machen große Gelenkwinkel im Sprung-, Knie- und Hüftgelenk notwendig, wodurch sich die Gelenkbeweglichkeit erhöht oder erhalten werden kann.

Tab. 6: Positive Effekte des Nordic Walking-Trainings auf Knochen und Gelenke

- ▶ Verfestigung der Knochen und Erhöhung der Knochendichte.
- ▶ Größere Belastbarkeit und Elastizität der Knochen durch eine verbesserte Mineralstoffversorgung.
- ▶ Die verbesserte Gelenkernährung führt zu einem besseren Schutz der Gelenke (bessere Gelenkschmierung).
- ▶ Erhöhung der Beweglichkeit in den Gelenken.
- ▶ Prophylaktischer Beitrag zur Verhinderung von Osteoporose.

Atmung

Wie jedes regelmäßige Ausdauertraining, so trainiert auch Nordic Walking die Atmung. Eine wiederholt tiefe Atmung führt auf Dauer zu einer Weitung der Lungengefäße, einem Anstieg der Vitalkapazität der Lunge und letztlich zu einer größeren Leistungsfähigkeit.

Tab. 7: Positive Effekte des Nordic Walking-Trainings auf die Atmung

▶ Ökonomisierung der Atmung.

▶ Steigerung der maximalen Sauerstoffaufnahme.

▶ Verstärkter Einsatz der Atemhilfsmuskulatur durch den Stockeinsatz.

▶ Tiefere und langsamere Atmung in Ruhe.

▶ Anfeuchtung der Luftwege und Lungenreinigung von Schmutzpartikeln.

▶ Durchlüftung der Lungen und Weitung der Lungengefäße.

Stoffwechsel

Der Energiestoffwechsel wird beim Nordic Walking in außergewöhnlichem Maße angeregt. Insbesondere der Fettstoffwechsel wird bei entsprechender Trainingsintensität und -dauer trainiert. Beim Nordic Walking selbst kann auch ein Untrainierter relativ schnell fettstoffwechselintensive Belastungszeiten von über 30 Minuten erreichen. Alle Effekte zusammen unterstützen eine Gewichtsreduktion nachhaltig. Das renommierte Cooper Institut in Dallas, USA, kam im Rahmen einer Untersuchung zur

Effizienz des Nordic Walkings im Vergleich mit „normalem" Walking zu dem Ergebnis, dass beim Nordic Walking durchschnittlich 20 % mehr Kalorien verbrannt und mehr Sauerstoff verbraucht werden als bei normalem Gehen mit gleicher Geschwindigkeit, ohne dass es als anstrengender empfunden wird. Die Pulsfrequenz und der Energieumsatz erhöhten sich bei einzelnen Probanden sogar um 46 %.

Tab. 8: Positive Effekte des Nordic Walking-Trainings auf den Stoffwechsel

▶ Intensivierung des Fettstoffwechsels.

▶ Vermehrung der Enzyme zur Fettverbrennung.

▶ Vermehrung der Mitochondrien (= Kraftwerke) in den Zellen.

▶ Senkung der Blutfette (Triglyzeride).

▶ Anstieg des „guten" HDL-Cholesterins und Senkung des „schlechten" LDL-Cholesterins.

▶ Anregung der Verdauung.

▶ Gewichtsreduzierung bzw. -kontrolle durch Abbau von Körperfett.

Immunsystem

Neben dem allgemeinen Abhärtungseffekt durch Bewegung an der „frischen Luft" verbessert Nordic Walking als wohldosiertes Ausdauertraining direkt die spezifische und unspezifische Immunabwehr auf zellulärem Niveau. Die Wirkungen des Ganzkörpertrainings Nordic Walking führen auch beim gesunden Menschen zu einer Stärkung der körpereigenen Abwehrkräfte.

Allerdings gilt für das Nordic Walking, was für alle anderen Ausdauersportarten auch gilt: Bei Erkältungskrankheiten oder -symptomen sollte kein Sport betrieben werden, da das bereits geschwächte Immunsystem durch die sportliche Belastung weiter geschwächt werden kann (Birkner & Roschinsky, 2003).

Tab. 9: Positive Effekte des Nordic Walking-Trainings auf das Immunsystem

▶ Erhöhte Abwehrfunktion des Immunsystems.

▶ Die Anfälligkeit für Infektionskrankheiten nimmt ab.

▶ Die Aktivität natürlicher Killer- und Fresszellen, die Bakterien, Viren und auch Krebszellen angreifen, steigt.

▶ Abbau von Stresshormonen.

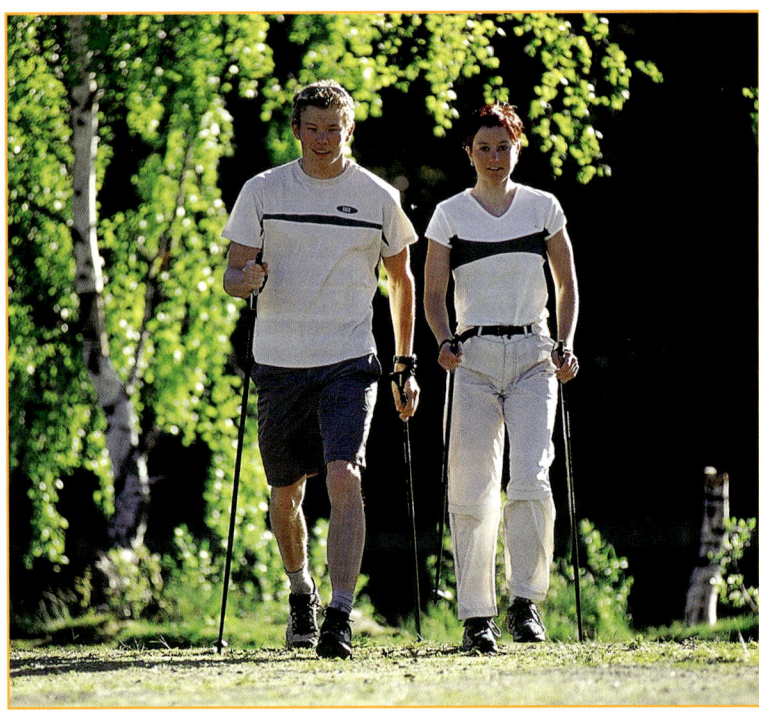

Hormonhaushalt

Hormone haben einen entscheidenden Einfluss auf die Physis und die Psyche des Menschen. Sie werden meist von Hormondrüsen gebildet und verteilen sich über den Blutstrom im gesamten Körper, wo sie an bestimmten Orten ihre spezifische Wirkung ausüben. So regulieren sie u. a. alle Wachstums-, Auf- und Abbauprozesse im menschlichen Körper.

Auch auf die Leistungen im Sport besitzt der Hormonhaushalt entscheidenden Einfluss. Die Muskelarbeit beim Sport stimuliert die körpereigene Hormonproduktion.

Tab. 10: Positive Effekte des Nordic Walking-Trainings auf den Hormonhaushalt

▶ Geringere Stresshormonausschüttung.

▶ Erhöhte physische und psychische Belastbarkeit durch Freisetzung verschiedener Hormone.

▶ Verminderung des Risikos von Altersdiabetes auf Grund erhöhter Insulinempfindlichkeit.

▶ Schnellere Regenerationsfähigkeit.

▶ Positiver Einfluss auf die koordinativen Bewegungsabläufe.

▶ Positiver Einfluss auf die kognitive Lernfähigkeit.

▶ Positiver Einfluss bei Schlaflosigkeit und Nervosität.

Koordination

Auch auf die Koordination besitzt das Nordic Walking einen nicht zu unterschätzenden positiven Einfluss. Koordination oder Gewandtheit ist definiert als das Zusammenwirken des Zentralnervensystems (ZNS) und der Skelettmuskulatur innerhalb eines bestimmten Bewegungsablaufs. Dabei lassen sich, in Anlehnung an Blume (1987), sieben koordinative Fähigkeiten unterscheiden: Differenzierungs-, Kopplungs-, Reaktions-, Orientierungs-, Umstellungs-, Gleichgewichts- und Rhythmisierungsfähigkeit. Nur eine gute Koordination erlaubt es einem, vielfältige Bewegungsaufgaben erfolgreich, also genau und präzise, zu lösen.

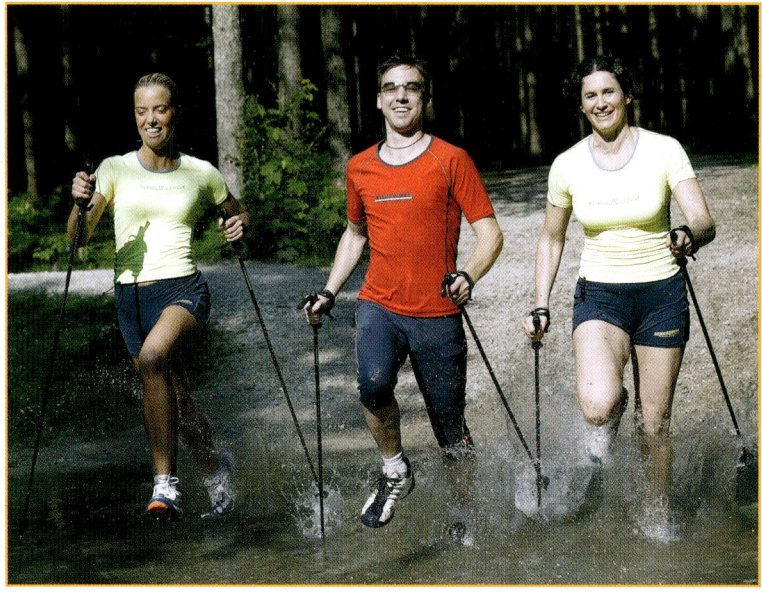

Nordic Walking trainiert und optimiert die Gleichgewichts-, Orientierungs- und Rhythmisierungsfähigkeit. Diese Tatsache führt zu einem nicht zu unterschätzenden Vorteil für die Alltagsmotorik des Einzelnen. Besonders bei Erwachsenen und bei älteren Menschen beugt Nordic Walking somit der Bewegungsunsicherheit vor.

3.2   Psychosoziale Effekte

Jede Sportart, die gerne betrieben wird, hat positive Effekte auf das persönliche Befinden. Ob eine Sportart gerne betrieben wird, hängt ganz entscheidend davon ab, was bei der Sportart erfahren und empfunden wird und was das Durchführen der Sportart für Vorteile mit sich bringt. Beim Nordic Walking wirken im Wesentlichen drei Hauptfaktoren unmittelbar auf die Psyche des Menschen:

▶ Die ausdauernde, sportliche Ganzkörperbewegung.
▶ Gemeinsames Training in einer Gruppe.
▶ Umwelteinflüsse, wie z. B. natürliche Umgebung und frische Luft.

Die Kombination dieser drei Faktoren eröffnet ein sehr großes Potenzial für positive Effekte auf das allgemeine Wohlbefinden. Dabei bietet Nordic Walking bereits während der sportlichen Bewegung die Möglichkeit, sich zu entspannen, indem man die subjektiv optimale Belastung wählt. Dies scheint hier deutlich leichter als z. B. beim Laufen möglich zu sein, da beim Nordic Walking nur ein sehr geringes Überlastungsrisiko (Muskelkater, Gelenkschmerzen) besteht (Birkner & Roschinsky, 2003).

Die psychosozialen Effekte, die ein Nordic Walking-Training als ein Sport-, Natur- und Gruppenerlebnis auf den einzelnen Sportler ausübt, sind zum einen sehr vielfältig und zum anderen ganz individuell. Nordic Walking kann, vorausgesetzt, die Belastungszeit ist lange genug, ähnlich wie andere zyklische Sportarten, wie z. B. Jogging, Inlineskating oder Rad fahren, zu harmonischen Gefühlszuständen, einem so genannten *Flow*, führen (Csikszentmihalyi, 1992). Dabei werden körpereigene Substanzen, so

genannte *Glückshormone*, wie Serotonin und Endorphine, ausge-
schüttet. Diese Stoffe wirken entspannend und regen Fantasie
und Kreativität an. Dieses, sich nach regelmäßigem Training ein-
stellende Gefühl bezeichnet man auch als *Runners High*.

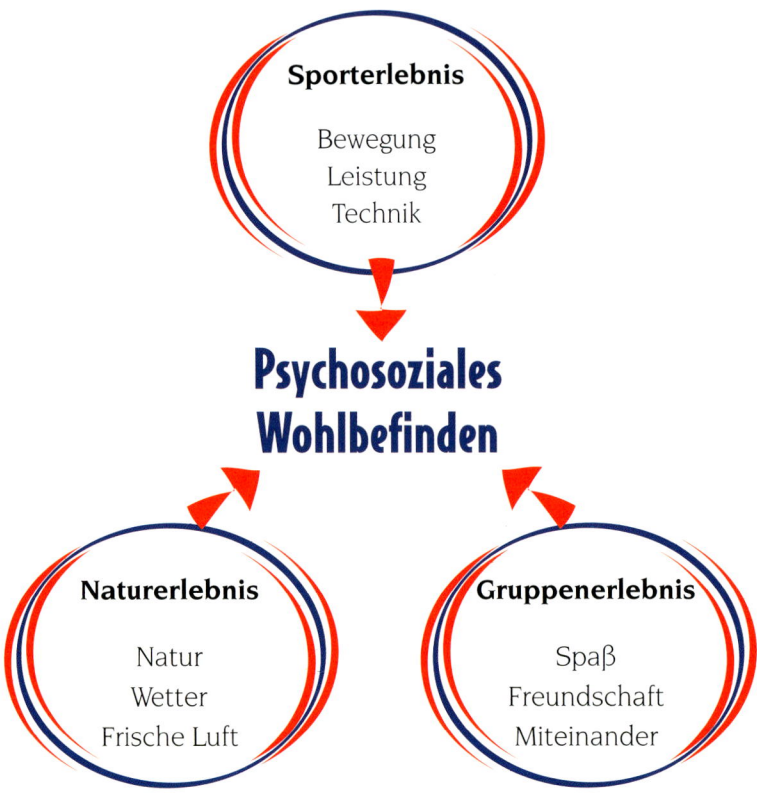

Sporterlebnis

Bewegung
Leistung
Technik

**Psychosoziales
Wohlbefinden**

Naturerlebnis

Natur
Wetter
Frische Luft

Gruppenerlebnis

Spaß
Freundschaft
Miteinander

Abb. 1: Erlebniswelt Nordic Walking – positiver Einfluss auf das
psychosoziale Wohlbefinden

Nordic Walking eignet sich optimal als Gruppentraining. Personen, die zusammen in einer Gruppe Sport treiben, verfolgen
gemeinsame Ziele und sind somit motivierter, wirklich regelmäßig zu trainieren.

Tab. 11: Positive psychosoziale Effekte des Nordic Walking-Trainings

▶ Steigerung des Selbstbewusstseins.

▶ Steigerung des Selbstwertgefühls.

▶ Verbessertes Körperbewusstsein.

▶ Befindensverbesserung (Wohlbefinden, Freude, Zufriedenheit).

▶ Steigerung der Aktivität, Attraktivität und Lebensqualität.

▶ Verstärktes Gesundheitsbewusstsein (Bewegung, Ernährung).

▶ Entstehung von neuen sozialen Kontakten.

▶ Möglichkeit der Eingliederung in eine Sportgruppe.

▶ Gemeinsames Trainieren von Jung und Alt.

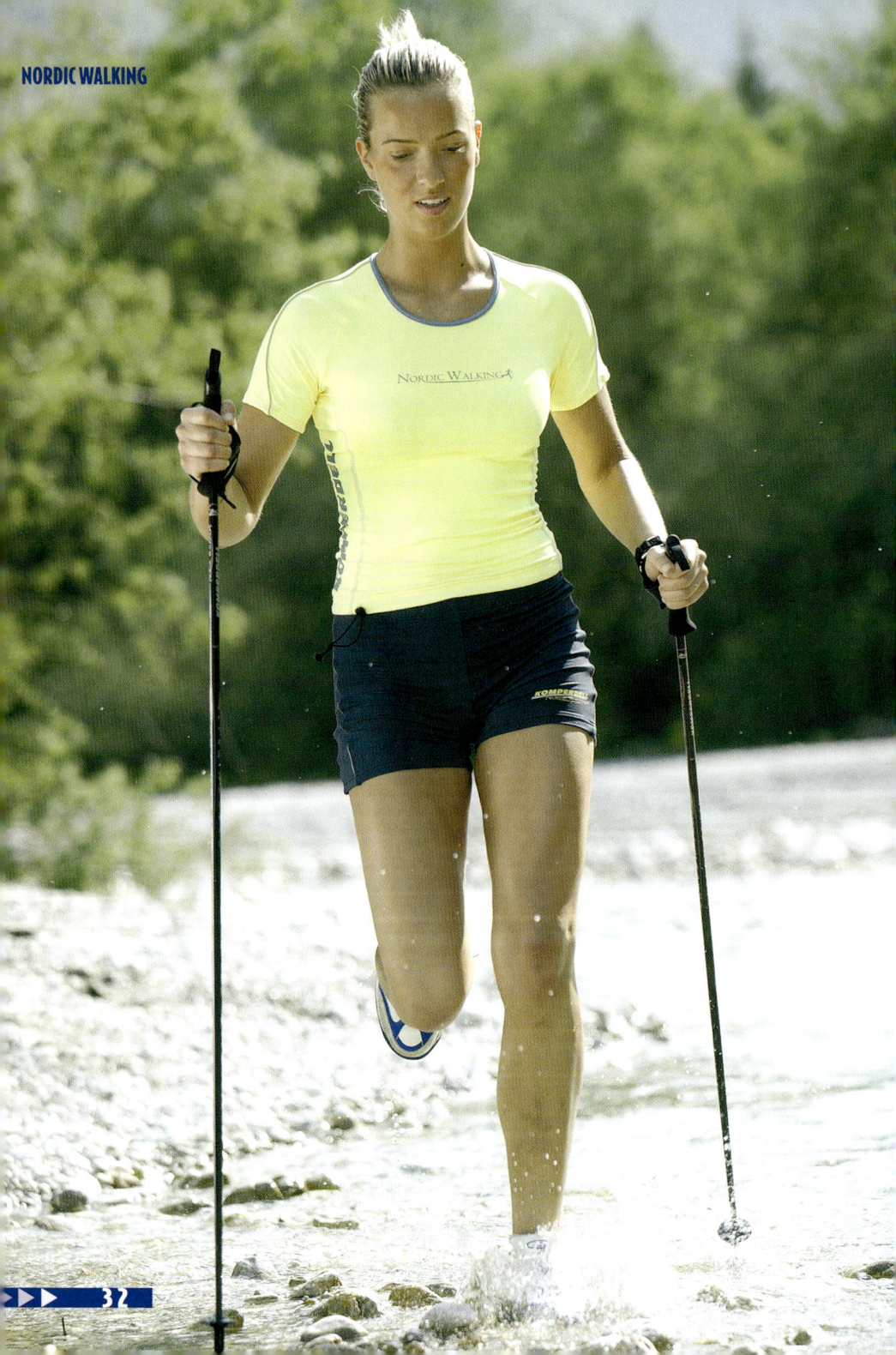

4. KAPITEL

DER NORDIC WALKING-STOCK

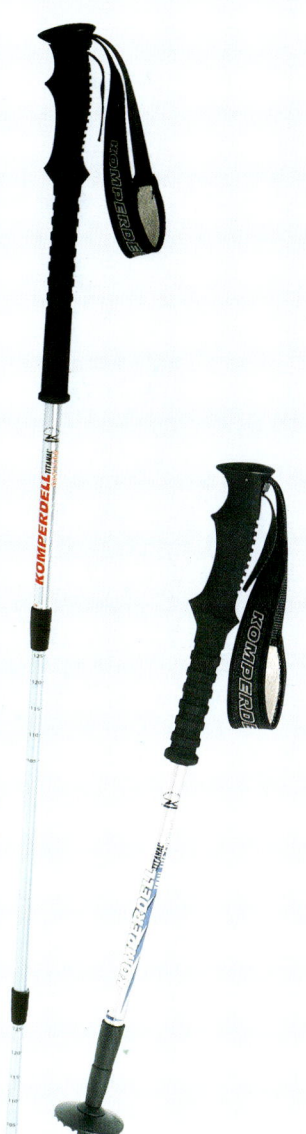

Der wichtigste Ausrüstungsgegenstand für den Nordic Walker ist der speziell für diese Sportart entwickelte Nordic Walking-Stock. Er besteht meist aus Karbon oder Aluminium, manchmal ist er auch aus Fiberglas gefertigt. Nur ein qualitativ hochwertiger Nordic Walking-Stock garantiert einen wirklichen Trainingserfolg und einen entsprechenden Walking-Genuss.

4.1   Karbon- oder Teleskopstock

Zum Nordic Walking benötigt man spezielle Nordic Walking-Stöcke (Poles). So genannte *Karbonstöcke* werden aus den hochwertigen Werkstoffen Kohle- und Glasfasern hergestellt. Diese Mischung und das spezielle Herstellungsverfahren machen den großen Unterschied zu einem normalen Alumini-umstock aus. Karbon, auch als *schwarzes Gold* bezeichnet, ist ein extrem robustes und zugleich leichtes Material. Als Verstärkungsmaterial werden Glasfasern verwendet. Diese Mischung wird auch als *Composites* und das von der finnischen Stockfirma *Exel* patentierte Herstellungsverfahren als *Co-Wound-Technologie* bezeichnet.

Dabei werden die Kohle- und Glasfasern nahtlos miteinander verwebt. In einem Nordic Walking-Stock sind bis zu 3,7 Millionen Fasern enthalten. Im Gegensatz zur Verwendung von Stöcken mit Metallkern besitzen Karbonstöcke ein sehr geringes Eigen-gewicht und übertragen keine störenden und belastenden Schwingungen auf die Hand-, Ellbogen- und Schultergelenke. Bei 3.000-5.000 Stockeinsätzen pro Arm bei nur einer Trainings-einheit besitzt hier der Karbonstock also entscheidende Vorteile. Des Weiteren lässt das niedrigere Gewicht den Karbonstock besser pendeln. Je nach Marke und Karbonanteil kostet ein Paar Nordic Walking-Stöcke zwischen € 50,- und 120,-. Karbonstöcke besitzen die folgenden Vorteile:

▶ Sehr geringes Eigengewicht.
▶ Extrem elastisch.
▶ Äußerst stabil.
▶ Sehr schwingungsarm.
▶ Sehr langlebig.

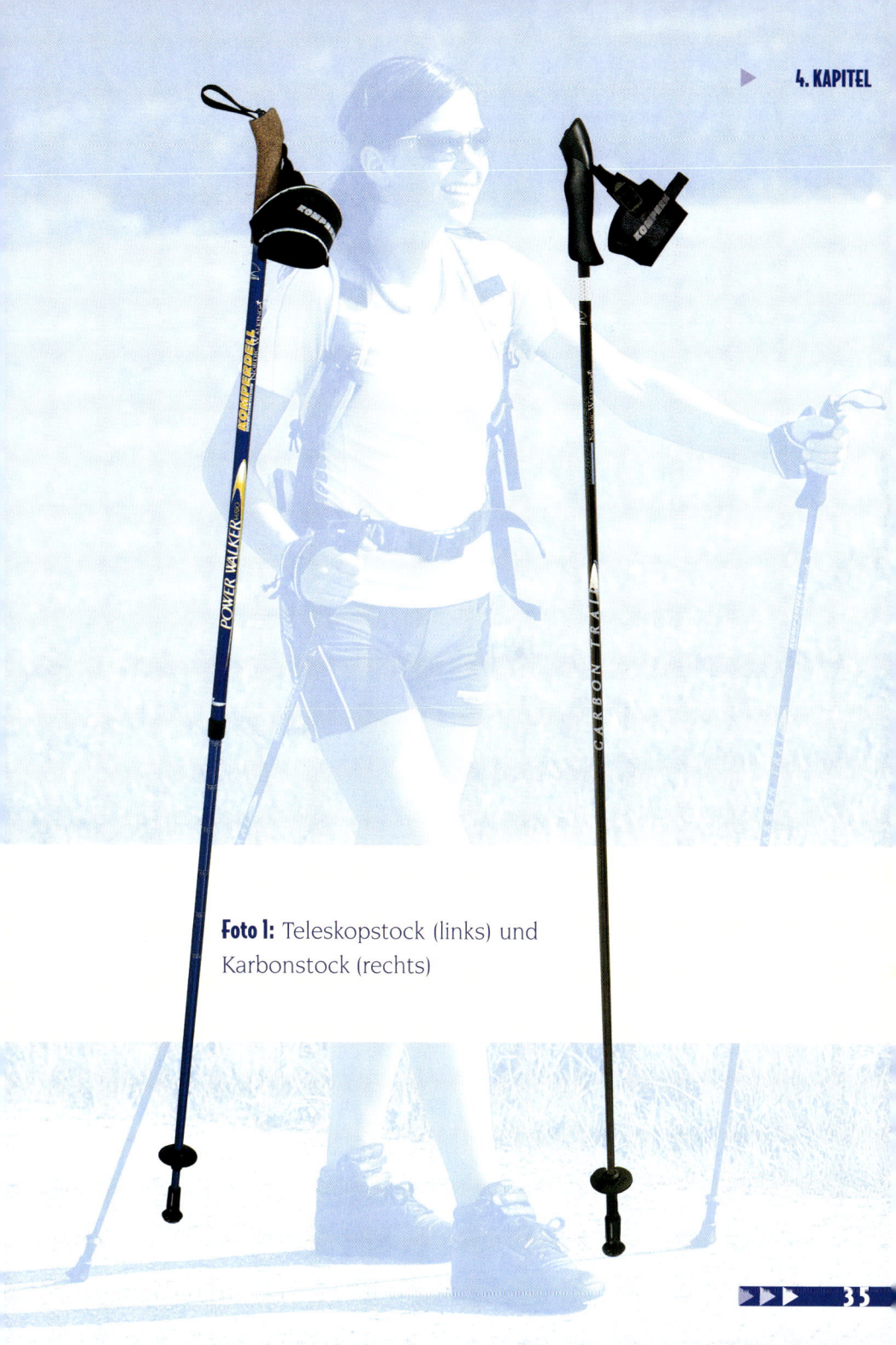

Foto 1: Teleskopstock (links) und Karbonstock (rechts)

Aluminiumstöcke dagegen können ständige Vibrationen bei weitem nicht so abfangen wie ein Karbonstock. Sie sind außerdem schwerer, brechen leichter und sind auf Schotterwegen deutlich lauter. Als Teleskopstock besitzen sie jedoch den Vorteil, dass sie individuell auf die Person und das Gelände eingestellt werden können. Dies ist zum einen bei der Ausstattung von Gruppen oder bei der Benutzung in bergigem Gelände von Vorteil. Dabei sollte der Stock in der Ebene nur so lang eingestellt werden, dass Ober- und Unterarm einen Winkel von 90° bilden. Beim Bergaufgehen ist eine etwas kürzere Einstellung notwendig, damit der Stock als „Steighilfe" bequem vor dem Körper aufgesetzt werden kann. Beim Bergabgehen ist eine etwas längere Einstellung zu empfehlen, um eine größtmögliche Entlastung der Gelenke und eine aufrechte Körperhaltung zu gewährleisten.

Wie erkennt man einen hochwertigen Teleskopstock?

Zunächst dreht man beide Rohre eines Teleskopstocks ganz fest zu. Nun werden beide Teile wieder um 360° zurückgedreht (eine Umdrehung) und man stützt sich mit dem kompletten Körpergewicht auf dem Stock ab. Ein qualitativ hochwertiger Stock darf dabei nicht zusammenrutschen. Auch sollte er sich grundsätzlich mit wenig Kraft festdrehen lassen und trotzdem halten.

4.2 Optimale Stocklänge

Nordic Walking-Stöcke werden in Abstufungen von 5 cm angeboten. Die optimale Stocklänge beträgt 70 % der Körpergröße
und lässt sich am einfachsten abschätzen oder errechnen:

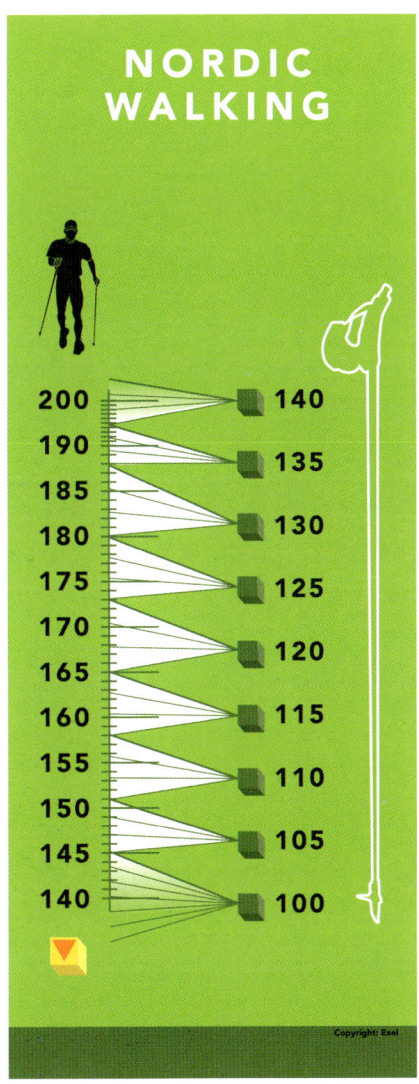

▶ **Abschätzen:**
Wenn man den Stock
auf den Boden stellt
und den Griff in die
Hand nimmt, sollte der
Unterarm waagerecht
zum Boden zeigen.

▶ **Errechnen:**
Körpergröße x 0,7.
Beispiel für einen
165 cm großen Sportler:
165 cm x 0,7 = 115,5.
Hier würde man also
einen 115 cm langen
Stock empfehlen.

Abb. 2: Stocklängenzuordnung beim Nordic Walking

Dessen ungeachtet ist die richtige Länge sehr individuell und man sollte durchaus die nächstlängere und -kürzere Variante ausprobieren. So können fortgeschrittene und eher sportliche Personen mit einem 5-10 cm längeren Stock ihre Armarbeit deutlich intensivieren, während ein 5 cm kürzerer Stock das Erlernen der richtigen Technik erleichtert.

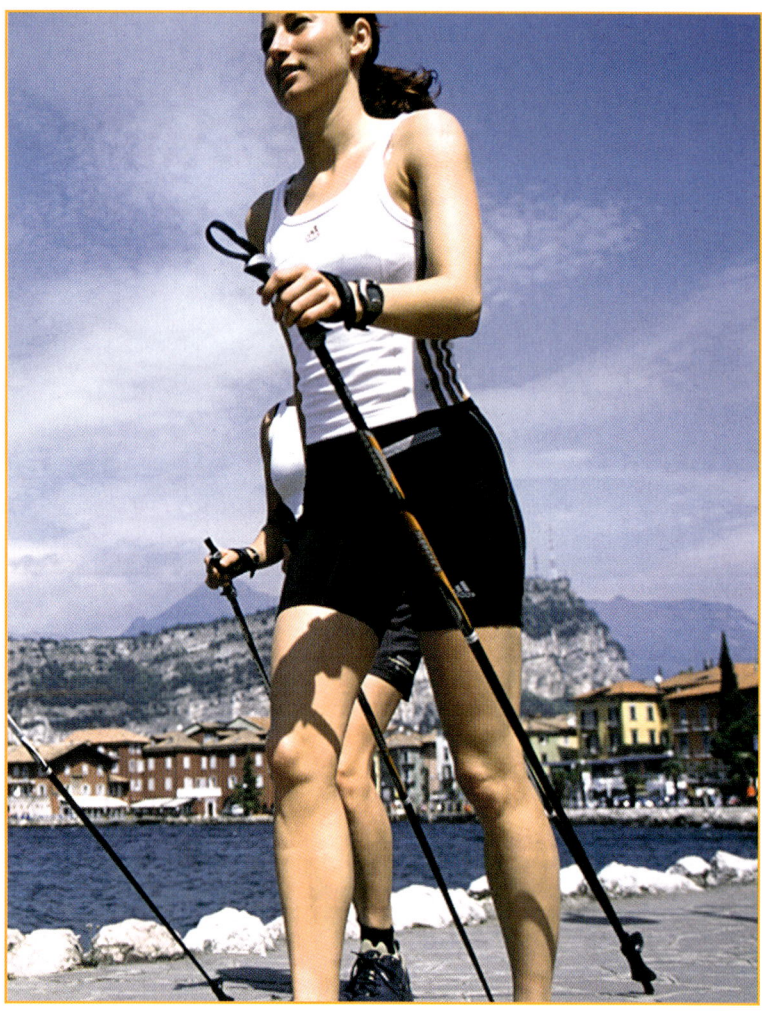

Foto 2: Die optimale Stocklänge – Ober- und Unterarm stehen im 90°-Winkel zueinander.

4.3 Griffschlaufensystem

Das heute übliche Griffschlaufensystem ist eine eigene Erfindung für das Nordic Walking. Es erleichtert den ständigen Wechsel zwischen Greifen und Loslassen. Dabei wird auch die bei den meisten verspannte Schulter- und Nackenmuskulatur im Wechsel angespannt und wieder gelockert. Dies beugt Verspannungen im Schulter- und Nackenbereich vor bzw. führt hier zu einer spürbaren Entspannung bzw. Schmerzlinderung.

Die Griffe bestehen in den meisten Fällen aus einem weichen Kunststoff und nur bei sehr teuren Modellen aus Kork. Sie sind ergonomisch geformt und liegen locker in der Hand, wobei sie nicht zu stark geriffelt sein sollten, da dies bei einer längeren Tour zu Blasen führt. Die Schlaufen sollten einen Klettverschluss besitzen und stufenlos verstellbar sein, wodurch die unterschiedlichen Handrückenlängen und Daumendurchmesser berücksichtigt werden können.

Diese individuelle Einstellung garantiert eine optimale Führung der Stöcke, wodurch die Hand während des Walkens immer in ihrer richtigen Position verbleibt. Nur so wird eine optimale Kraftübertragung auf den Stock gewährleistet.

Die Schlaufen ermöglichen es dem Walker, den Stock beim Nachhintendrücken und beim anschließenden Nachvorneschwingen komplett loszulassen. Somit wird einer zunehmenden Ermüdung oder Überlastung der Arm- und Schultermuskulatur, vor allem bei intensivem Stockeinsatz und bei Steigungen, vorgebeugt. Außerdem können Gegenstände ohne das Lösen der Handschlaufen gegriffen werden (Herzfrequenzmesser bedienen, Schuhbindung prüfen, Reißverschlüsse benutzen, Entfernen und Wiederaufstecken der Gummipads).

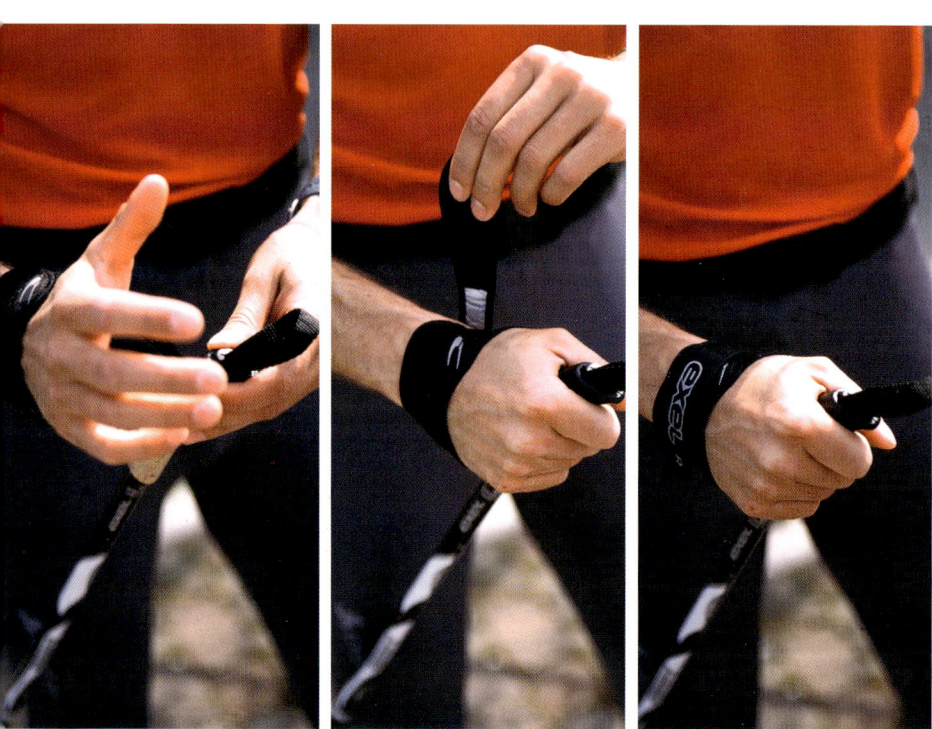

Foto 3: Das Griffschlaufensystem

4.4   Metallspitze und Gummipad

Um die verschiedenen Bodenbeschaffenheiten zu berücksichtigen, kann die Spitze der Stöcke wahlweise mit Gummipads oder einer Metallspitze versehen werden. Die Stockspitzen aus Hartmetall sind sehr langlebig und extrem belastbar und für einen weichen Untergrund zu empfehlen (Waldboden, Feldwege). Wechselt der Untergrund, werden einfach so genannte *Gummipads* über die Spitze gezogen. Sie dämpfen auf hartem und glattem Untergrund (Straße, Asphalt, Stein, gefrorener Boden) die Stöße auf die Hand-, Arm- und Schultergelenke und geben außerdem zusätzlichen Halt. Gummi- oder Asphaltpads sind dem menschlichen Fuß nachempfunden und erreichen einen optimalen Halt, auch auf rutschigem und glattem Untergrund.

4.5   Die Wahl der richtigen Stöcke

Am Nordic Walking-Stock sollte man ebenso wie an den Schuhen nicht sparen. Eine einmalige Investition zahlt sich schnell aus. Mit einem hochwertigen Karbonstock lernt man schneller, schont seine Hand-, Ellbogen- und Schultergelenke und ist eher motiviert, auch wirklich regelmäßig und dauerhaft zu trainieren. Inzwischen bieten immer mehr Firmen in ihrer Produktpalette Nordic Walking-Stöcke an. Vier renommierte Stockfirmen haben sich momentan in diesem Bereich etabliert und bieten eine Vielzahl ganz verschiedener, hochwertiger Stöcke an. Dies sind neben der finnischen Firma *Exel* und der deutschen Firma *Leki* auch die beiden Firmen *Komperdell* und *Swix* aus Österreich und aus Norwegen. Des Weiteren scheint sich auch die finnische Firma *Karhu* auf dem Markt zu etablieren.

NORDIC WALKING

Die finnische Firma *Exel*, der weltweit größte Hersteller von Karbonstöcken, gilt auch bei den Nordic Walking-Stöcken als Marktführer. 1997 entwickelte *Exel* spezielle Stöcke für diesen Sport. Auch in der neuesten Serie werden wieder drei Stockvarianten angeboten: *Nordic Walking Stride**, *Nordic Walking Trainer*** und *Nordic Walking Sport****. Bei allen drei Stöcken handelt es sich um hochwertige Karbonstöcke, die mit so genannten Quick-Lock-Spitzen mit einem Control-Asphalt-pad ausgestattet sind. Die nach vorn angewinkelte Quick-Lock-Spitze trifft die Oberfläche im idealen Winkel und gibt so sicheren Halt auch auf festen bzw. glatten Böden. Die gehärtete Metallspitze gewährleistet sogar auf vereisten Oberflächen einen sicheren Halt. Auch garantiert die Quick-Lock-Spitze dem Nordic Walker ein einfaches und schnelles Auswechseln der Spitzen. Der Control-Asphalt-Pad ist ein leichter und haltbarer Pad, der aus demselben Material hergestellt ist, das auch für Qualitätsreifen der Automobilindustrie verwendet wird.

Die Firma *Leki* aus Deutschland ist seit Jahrzehnten ein Begriff für qualitativ hochwertige Ski- und Wanderstöcke. Im Bereich Nordic Walking-Stöcke gilt *Leki* als Neueinsteiger. Um gerade auch bei den Teleskopstöcken die Vibrationen besser abzufangen, wurde das so genannte *Soft Antishock System* (SAS) entwickelt. Eine perfektionierte Kombination aus Stahlfeder und Elastomer gewährleistet eine präzise Abstimmung zwischen Federstärke und Federweg. Gelenke, Muskeln und Bänder werden so geschont und entlastet. Die Federwirkung kann einfach und schnell gesperrt und wieder aktiviert werden. Des Weiteren wurde für die

*   Einsteigermodell für Breiten- und Gesundheitssportler
**   für regelmäßig Sporttreibende
***   für sportliches, athletisches Nordic Walking

Teleskopstöcke das ELS-Verstellsystem (*Easy Lock System*) entwickelt. ELS erfordert wenig Kraft beim Festdrehen der Stöcke, wobei diese auch bei extremer Belastung fest in der eingestellten Länge bleiben.

Seit 1922 zählt die Firma *Komperdell* zu den führenden Herstellern von Ski- und Teleskopstöcken. Seit einigen Jahren wurde das Angebot insbesondere auch auf Nordic Walking erweitert. Beim Rohrmaterial wird bei *Komperdell* neben Aluminium und Karbon auch Titanal, eine hochwertige, feste und vor allem extrem leichte Aluminiumlegierung, eingesetzt. Mit dem Variotellerwechselsystem können die Stöcke beliebig in einen Sommer- oder Winterstock umfunktioniert werden. Die Produktpalette an Nordic Walking-Stöcken besteht bei *Komperdell* aus fünf Stockvarianten, von denen es sich bei zwei Modellen um Teleskopstöcke handelt.

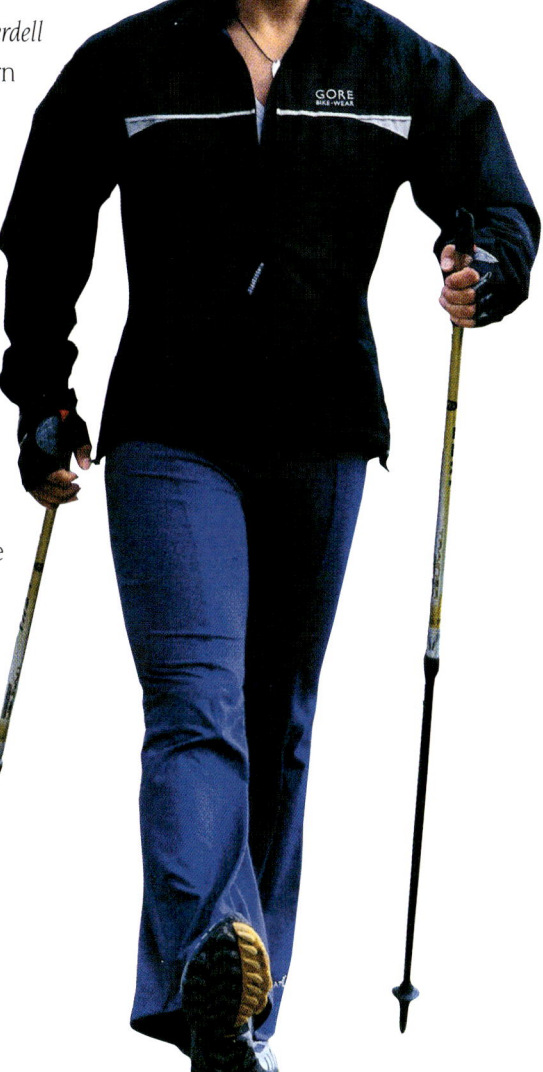

Tab. 12: Nordic Walking-Karbonstöcke

	Nordic Walking Stride von Exel	Nordic Walking Trainer von Exel
Stockmaterial:	Karbon	Karbon
Stocklänge:	100-135 cm	100-140 cm
Stockdurchmesser:	--	--
Gewicht:	180 g	172 g
Spitzen:	Quick-Lock-Spitzen & Control-Asphalt-Pad	Quick-Lock-Spitzen & Control-Asphalt-Pad
Griff:	Pro-Ergo-Griff	Pro-Griff
Schlaufe:	C-Pro-Schlaufe	C-Race-Schlaufe
Preis:	Ca. € 70,00	Ca. € 80,00

Nordic Walking Sport von Exel	Ultra Carbon von Leki	Walker Platinium von Leki
Karbon	Karbon	Karbon
100-140 cm	105-135 cm	105-135 cm
--	14/11 mm	14/11 mm
148 g	--	--
Quick-Lock-Spitzen & Control-Asphalt-Pad	Hartmetallflexspitze	Hartmetallflexspitze
Pro-Griff	CorTec Nordic Trigger-Griff (verstellbar)	CorTec Nordic Trigger-Griff (verstellbar)
C-Race-Schlaufe	Super Power Cross-Schlaufe	Super Power Cross-Schlaufe
Ca. € 100,00 Ca. € 110,00 (Kork)	Ca. € 79,00	Ca. € 100,00

Tab. 12: Nordic Walking-Karbonstöcke

Carbon Tail von Komperdell	Carbon Cross von Komperdell	NW033/CT 4 von Swix
Karbon	Karbon	30 % Karbon, 70 % Composite
110-135 cm	110-135 cm	100-140 cm
13 mm	16 mm	16/10,3 mm
169 g	182 g	190 g
Wolfram/Carbide-Flex-spitze	Wolfram/Carbide-Flex-spitze	Hartmetallspitze und Gummipad
Extra leichter Nordic-Ergogriff Foam	Zwei-Komponenten-Duplogriff	Kautschuk(PC)-Griff
Ergonomisch geformte, gepolsterte Nordic-Schlaufe	Ergonomisch geformte, gepolsterte Nordic-Schlaufe	Pro-Fit-Schlaufe
Ca. € 90,00	Ca. € 90,00	Ca. € 80,00

NW013/CT 2 von Swix	**Sport von Karhu**	**Pro Sport von Karhu**
Karbon	30 % Karbon	60 % Karbon
100-140 cm	110-130 cm	105-135 cm
16/10,3 mm	16/11 mm	17/9 mm
160 g	160 g	140 g
Hartmetallspitze und Gummipad	Metallspitze mit Asphaltfußkappe	Metallspitze mit Asphaltfußkappe
Korkgriff	Anatomisch der Handform angepasster *Karhu*-Griff	Anatomisch der Handform angepasster *Karhu*-Griff
Pro-Fit-Schlaufe	Verstellbare Handschlaufe	Verstellbare, abnehmbare Handschlaufe mit Schnellverschluss
Ca. € 119,00	Ca. € 89,00	Ca. € 109,00

Tab. 13: Nordic Walking-Aluminiumstöcke

Response von Leki	Power Trek von Komperdell	NW053/CT 6 von Swix
Aluminium	Aluminium	Aluminium
105-145 cm	110-135 cm	100-145 cm
16 mm	16 mm	16/10 mm
--	213 g	190 g
Hartmetallflexspitze	Kronenspitze	Hartmetallspitze und Gummipad
Soft Nordic-Griff	XC-Korkgriff	PC-Griff
Super Power Cross Schlaufe	Neoprengefütterte Systemschlaufe	SR 2000-Schlaufe
Ca. € 50,00	Ca. € 40,00	Ca. € 46,00

Die norwegische Firma S*wix*, vielen noch bekannt durch das S*wix*-Skiwachs, besitzt eine breite Palette an qualitativ hochwertigen Nordic Walking-Stöcken, die in Bezug auf Spitze und Schlaufe alle dieselbe Ausstattung besitzen. Auch sind alle Stöcke mit einem kleinen Teller, der über den Spitzen angebracht ist, ausgestattet. Dieser verhindert ein zu weites Einsinken des Stocks bei weichem Untergrund. Die großen Unterschiede der einzelnen Stöcke bestehen im Stockmaterial und im Griff.

Die Stockpalette reicht vom reinen Aluminiumstock bis zum 100%igen Karbonstock. Dabei besitzen alle Nordic Walking-Stöcke von S*wix* ein optimales Schlaufensystem, das durch das Herausziehen eines kleinen Keils eine individuelle, stufenlose Einstellung ermöglicht.

Die finnische Firma K*arhu* hat sich schon vor Jahren bei den Laufschuhen einen Namen gemacht. Die Produktpalette an Nordic Walking-Stöcken besteht aus drei Stockvarianten, dem Einsteigerstock W*alk*, dem S*port*, einem Stock für Fortgeschrittene und dem P*ro* S*port* für Profis. Alle drei Stöcke besitzen austauschbare Metallspitzen, Leuchtstreifen und für harte Oberflächen Asphaltpads. Die stabilen Pads geben Halt und dämpfen die Vibrationen beim Walken.

Tab. 14: Nordic Walking-Teleskopstöcke

	Trail Runner von Komperdell	Vario Titanal von Komperdell
Stockmaterial:	Titanal/Karbon	Titanal
Stocklänge:	85-145 cm (stufenlos verstellbar)	74-145 cm (stufenlos verstellbar)
Stockdurchmesser:	14/11 mm	16/14 mm
Gewicht:	238 g	236 g
Spitzen:	Wolfram/Carbide-Flex-spitze	Wolfram/Carbide-Flex-spitze
Griff:	Asymmetrisch geform-ter, extraleichter Foam-griff	Zwei-Komponenten-Duplogriff, transparent
Schlaufe:	Ergonomisch geformte, neoprenge-polsterte Nordic-Schlaufe	Neoprengefütterte Systemschlaufe
Preis:	Ca. € 100,00	Ca. € 80,00

Supreme von Leki	Instructor von Leki	NW093/CT 5 von Swix
Aluminium	Aluminium/Karbon	Aluminium
105-135 cm (stufenlos verstellbar)	105-135 cm (stufenlos verstellbar)	100-140 cm (stufenlos verstellbar)
16/14 mm	16/14 mm	16/10 mm
--	--	220 g
Hartmetallflexspitze	Hartmetallflexspitze	Hartmetallspitze und Gummipad
CorTec Nordic-Griff (verstellbar)	CorTec Nordic-Griff (verstellbar)	Korkgriff
Super Power Cross-Schlaufe	Super Power Cross-Schlaufe	Pro-Fit-Schlaufe
Ca. € 70,00	Ca. € 100,00	Ca. € 119,00

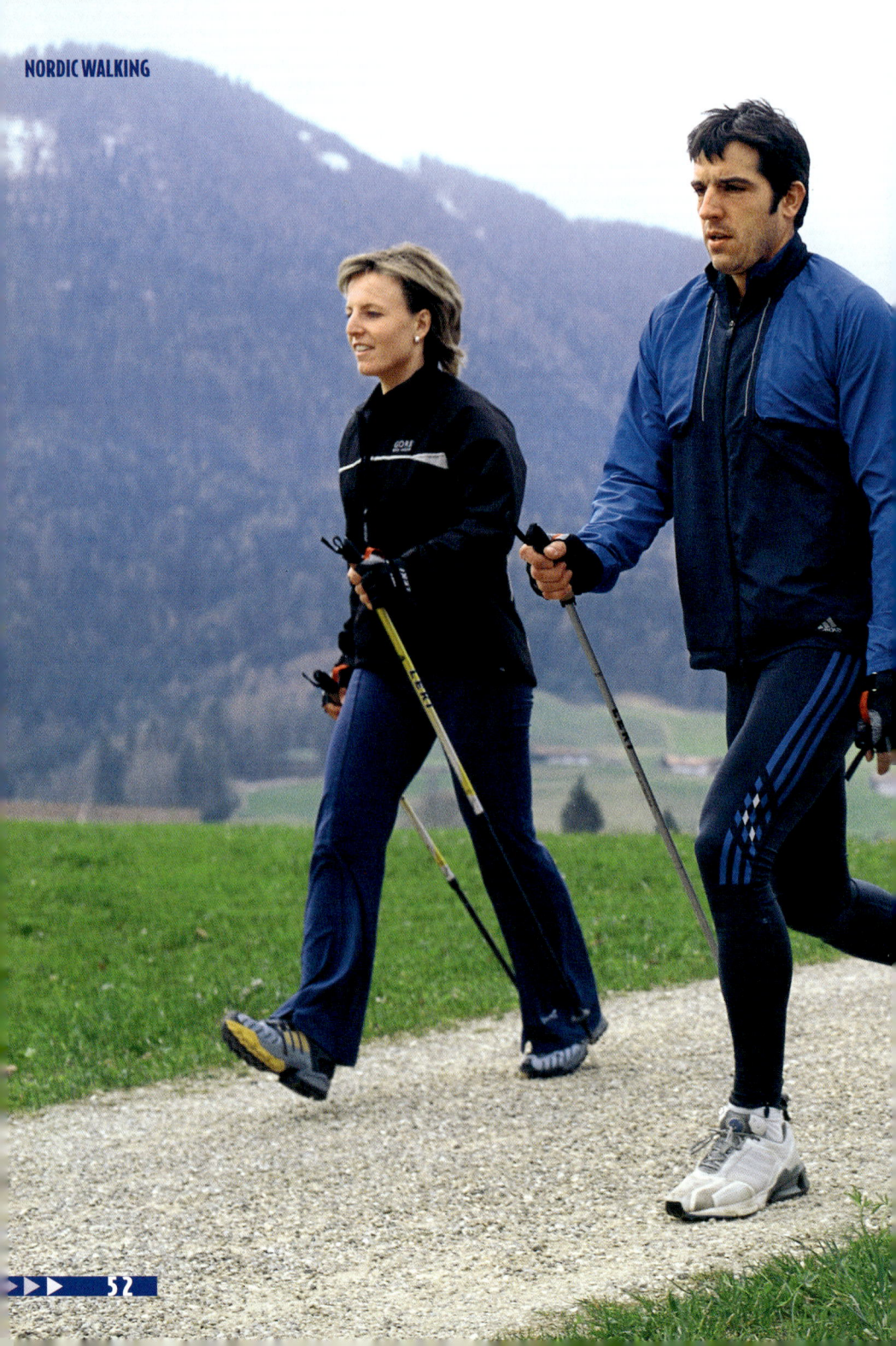

5. KAPITEL

DAS WEITERE EQUIPMENT

Nordic-Walking ist ein relativ preiswerter Sport. Neben dem Nordic Walking-Stock gehören passendes Schuhwerk und funktionelle Sportbekleidung zu den wichtigsten Ausrüstungsgegenständen eines Nordic Walkers. Wer jedoch regelmäßig und dauerhaft Nordic Walking betreiben will, der sollte sein Nordic Walking-Basicequipment durch Nordic Walking-Handschuhe, Herzfrequenzmesser (vgl. Kap. 7.9), Kopfbedeckung bzw. Stirnband und Sonnenbrille ergänzen. Des Weiteren sind bei längeren Nordic Walking-Touren auch eine Trinkflasche und ein Rucksack und für Frauen Sport-BHs für ein perfektes Outdoor-Walking-Erlebnis von Vorteil.

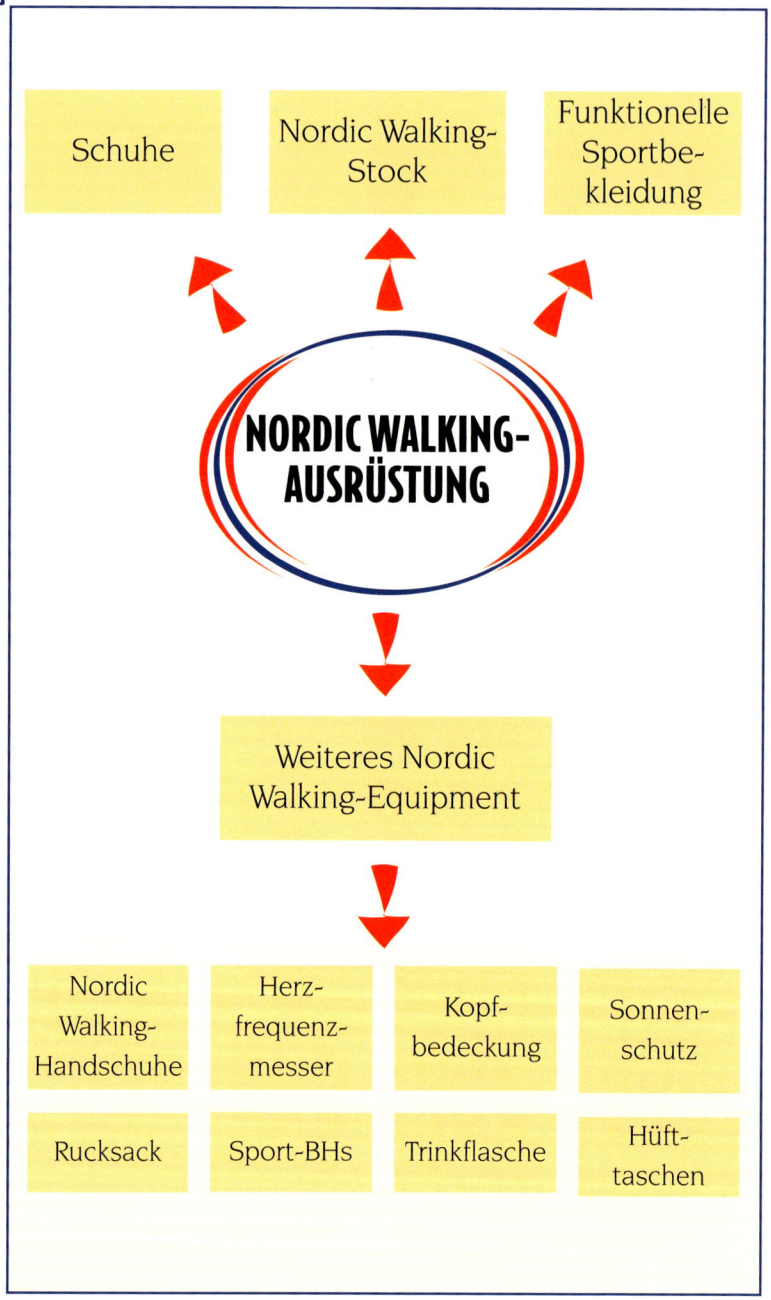

Abb. 3: Nordic Walking-Ausrüstung

5.1 Schuhe

Zu Beginn kann man beim Nordic Walking durchaus auf herkömmliche Walking-, Jogging- oder leichte Trekkingschuhe zurückgreifen. Wer jedoch regelmäßig und ausgiebig trainiert, für den empfiehlt sich der Kauf spezieller Nordic Walking-Schuhe. Für Personen mit orthopädischen Beschwerden am Knie- oder Hüftgelenk oder im Bereich der Wirbelsäule ist der Kauf von Nordic Walking-Schuhen grundsätzlich anzuraten.

Wer übrigens regelmäßig mindestens 3 x die Woche trainiert, sollte sich auf jeden Fall gleich ein zweites Paar Walking-Schuhe zulegen. Der abwechselnde Einsatz der verschiedenen Paare verlängert nicht nur deren Lebensdauer, sondern wirkt sich auch positiv auf Muskeln und Gelenke aus.

Kriterien beim Schuhkauf

Nordic Walking zählt ohne Zweifel zu den gelenkschonenden Sportarten. Trotzdem ist aber auch hier gutes Schuhwerk gefragt, da auch beim Walking Stoßkräfte vom 1,5fachen des Körpergewichts auf unsere Gelenke wirken.

Bei einer Trainingsstrecke von 8 km und ca. 7.200 Schritten summiert sich dies bei einer 70 kg schweren Person zu einer Gesamtbelastung von ca. 700-800 Tonnen. Und auch, wenn beim Nordic Walking durch den Einsatz der Stöcke der Bewegungsapparat vor allem im Bereich der Sprung-, Knie- und

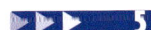

Hüftgelenke um bis zu 30 % entlastet wird, ist die Belastung, insgesamt gesehen, nicht unerheblich. D. h., beim Schuhkauf steht auch hier absolute Qualität im Vordergrund. Neben der optimalen, auf den Fuß abgestimmten Passform zählen vor allem drei Kriterien:

▶ Dämpfen.
▶ Stützen.
▶ Führen.

Eine ganz wesentliche Funktion des Nordic Walking-Schuhs besteht in der **Dämpfung**, das bedeutet, dass der Schuh die auftretenden Kräfte während der Landephase reduziert. Das Abrollverhalten des Fußes beim Nordic Walking beginnt über der Ferse, es folgt der Mittelfuß und dann der Ballen. Dieser Aufprallschock stellt die größte Belastung für den Fuß dar und kann durch eine richtige Abrolltechnik beim Gehen und die in den Schuh eingearbeiteten Dämpfungssysteme minimiert werden. Der am besten gedämpfte Schuh eignet sich aber nicht automatisch, da ein zu weicher Schuh zu wenig stützt, was ein schwammiges Abrollverhalten zur Folge hat. Bei der Suche nach dem optimalen Walking-Schuh ist grundsätzlich auch das Körpergewicht zu berücksichtigen. So sollte die Schuhkonstruktion für schwerere Sportler stabiler und die Mittelsohle fester sein, d. h., er sollte insgesamt also über bessere Dämpfungseigenschaften verfügen.

Ein Walking-Schuh sollte neben einer guten Dämpfung vor allem auch gute **Stützeigenschaften** aufweisen. Beim Walken ist die Belastung auf Bänder und Gelenke, z. B. im Vergleich zum Jogging, verhältnismäßig gering. Dennoch knicken die meisten Menschen, insbesondere bei Fußfehlstellungen (Senk-, Spreiz- oder Plattfuß), nach innen ein. Dies erkennt man u. a. daran, dass die Sohle auf der Innenseite im Fersenbereich stärker abgelaufen ist. Deshalb sollte man beim Schuhkauf auch immer seine alten Sportschuhe mitbringen, denn der geschulte Verkäufer kann daraus wertvolle Schlüsse ziehen.

So lässt sich z. B. an einem länger getragenen Schuh die eventuell einseitige Abnutzung der Außensohle erkennen, die wiederum auf ein bestimmtes Abrollverhalten schließen lässt. Um ein zu starkes Einknicken, eine so genannte *Überpronation*, zu verhindern, werden bei Lauf- und Walking-Schuhen an der Innenseite der Ferse häufig spezielle Stützelemente eingearbeitet, die einer Überpronation entgegenwirken. Ein Normalfüßler, der nicht überproniert, sollte sich jedoch keinen Schuh mit speziellen Stützelementen zulegen, da dieser sein natürliches Abrollverhalten eher behindert.

Neben den Dämpfungs- und Stützeigenschaften sollte ein guter Nordic Walking-Schuh auch noch **führen**, d. h., er sollte durch entsprechende Verstärkungselemente eine saubere Fußführung und Abrollbewegung gewährleisten. Zur besseren Unterstützung des Fußgewölbes und für einen optimalen Halt kann u. U. auch eine individuell angepasste, anatomische Einlegesohle von Vorteil sein.

Fußtyp

Schwungvolles Gehen ist im Prinzip die natürlichste Art der Fortbewegung des Menschen. Doch hohe Absätze, feste, unflexible Sohlen und harter Untergrund, wie Asphalt und Beton, haben den geschmeidigen Gang unserer Vorfahren in Vergessenheit geraten lassen. Heute besitzen bereits die meisten Vorschulkinder ein falsches Gangbild und nur noch wenige weisen ein gesundes und natürliches Fußgewölbe auf.

Von uns Erwachsenen wissen die wenigsten, auf welchen Füßen sie eigentlich laufen. Dabei sollte man vor dem Schuhkauf unbedingt seinen Fußtyp feststellen. Erst dann kann man sich für das richtige Modell entscheiden, denn Laufverhalten und Fußtyp bedingen sich in der Regel gegenseitig. So benötigen Sportler mit unterschiedlichen Fußtypen, Normal-, Senkspreiz- oder Hohlfuß, auch verschiedene Schuhkonstruktionen.

Der Löschblatttest – so bestimmen Sie Ihren Fußtyp

Haben Sie einen Normal-, Senkspreiz- oder Hohlfuß? Dies festzustellen, ist ganz einfach. Stellen Sie sich mit einem nassen Fuß auf einen wassersaugenden Untergrund, z. B. ein Löschblatt, der einen Fußabdruck zulässt. Vergleichen Sie Ihren Abdruck mit den Illustrationen der verschiedenen Fußtypen.

Normalfuß

Normale Füße verfügen über ein gut ausgebildetes Fußgewölbe. Der Fußabdruck macht den Vor-, Mittel- und Rückfußbereich sichtbar, wobei die Innenseite des Mittelfußes ausgespart ist. Der Normalfüßler berührt beim Walken zuerst mit der Außenseite der Ferse den Boden. Dann knickt er etwas nach innen ein (natürliche Pronation), um den Aufprall des Fußes in der Stützphase aufzufangen.

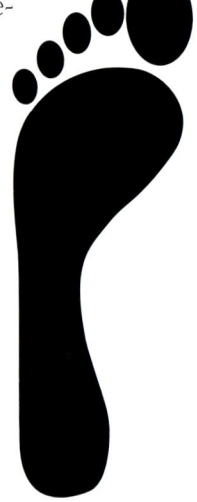

Empfohlene Schuhkategorie: Lauf- oder Walking-Schuhe, die eine ausreichende Stabilität bieten.

Senkspreizfuß

Ein Senkspreizfuß weist ein niedriges Fußgewölbe auf und hinterlässt deshalb auch einen
vollen Fußabdruck, weil das Längsgewölbe
nicht ausreichend entwickelt ist. Der Abdruck
ähnelt dem Abdruck einer Schuhsohle. Ursachen sind in den meisten Fällen eine Überbeanspruchung durch eine X-Beinstellung oder
durch Übergewicht. Senkspreizfüßler knicken
nach der Landephase stark nach innen ab
(Überpronation). Das führt bei falscher Schuh-
wahl oftmals zu Verletzungen. Lässt sich eine
Fehlstellung nicht ausreichend durch Schuhe
korrigieren, dann sind orthopädische Einlagen
zu empfehlen.

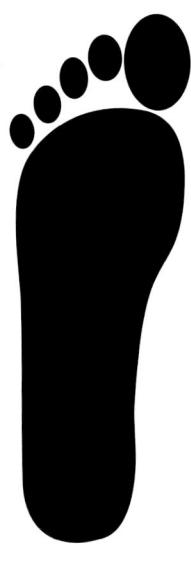

Empfohlene Schuhkategorie: Lauf- oder Walking-Schuhe mit fester
Zwischensohle und Pronationsstütze.

Hohlfuß

Beim Hohlfuß ist das Fußgewölbe, im Gegensatz
zum Senkspreizfuß, zu stark ausgeprägt. Der
Hohlfüßler hinterlässt nur im Vor- und Rückfußbereich einen deutlichen Abdruck. Er
knickt nach dem Aufsetzen mehr oder weniger
stark nach außen ab (Supination), d. h., ihm
fehlt die natürliche Pronation, das leichte
Nachinnenknicken des Fußes und damit der
natürliche Aufprallschutz. Seine Schuhe sind
auf der Außenseite abgelaufen.

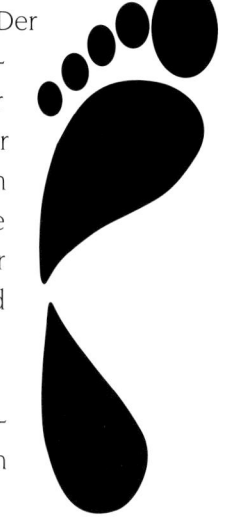

Empfohlene Schuhkategorie: Lauf- oder Walking-
Schuhe mit guten Dämpfungseigenschaften
und großer Flexibilität.

Nordic Walking-Schuhkauf

Einen passenden Nordic Walking-Schuh zu finden, ist gar nicht so einfach. Eine gute Beratung in einem Fachgeschäft ist ratsam, am besten mit einer entsprechenden Laufanalyse auf einem Laufband.

Tab. 15: Tipps beim Nordic Walking-Schuhkauf

▶ Ein gebrauchter Walking-, Jogging- oder Sportschuh gibt einem geschulten Verkäufer wichtige Hinweise auf den individuellen Walking-Stil.

▶ Am besten nachmittags kaufen, da die Füße über den Tag anschwellen.

▶ Testlauf auf dem Laufband mit Videoaufzeichnung.

▶ Mehrere Modelle unterschiedlicher Hersteller testen.

▶ Die Schuhe sollten lieber etwas zu groß als zu klein sein, da die Füße auch beim Nordic Walken anschwellen. Zwischen der großen Zehe und der Schuhspitze sollte eine Fingerbreite Platz sein.

▶ Die wenigsten Menschen haben exakt gleich große Füße. Es sollte immer der größere Fuß maßgebend sein.

▶ Wer im Nordic Walking-Schuh Einlagen benutzt, sollte auf herausnehmbare Einlegesohlen achten, da man ansonsten zu hoch im Schuh steht (Gefahr des Umknickens).

▶ Wer Nordic Walking sehr regelmäßig und mit hohen Trainingsumfängen betreibt, sollte im Sinne einer besseren Verletzungsprophylaxe immer mindestens ein Paar zum Wechseln besitzen.

▶ Beim Einlaufen des Schuhs zu lange und harte Trainingsläufe vermeiden.

▶ Spätestens nach einer Nordic Walking-Leistung von 1.500-2.000 km neue Laufschuhe zulegen.

5.2 Funktionelle Sportbekleidung

Wer auf Dauer Nordic Walking betreiben möchte, benötigt funktionelle Sportbekleidung. Diese wird schon lange nicht mehr nur von Profis getragen. Funktionelle Sportbekleidung sollte angenehm sitzen, nicht zu eng anliegen und nicht zu weit sein, also einen großen Bewegungsspielraum ermöglichen. Mit einer qualitativ hochwertigen Funktionsbekleidung ist man für das Nordic Walking bei allen Wetterverhältnissen (Hitze, Kälte, Regen, Sturm) bestens ausgerüstet. Schließlich soll nicht das Wetter Schuld daran sein, sein geplantes Nordic Walking-Training ausfallen zu lassen. Zu den wichtigsten Vorteilen einer qualitativ hochwertigen, funktionellen Sportbekleidung beim Nordic Walking-Training zählen:

▶ Möglichkeit des Trainings bei jedem Wetter und zu jeder Jahreszeit.
▶ Angenehmes und funktionelles Körperklima.
▶ Beugt einer Unterkühlung der Gelenke, Muskeln und inneren Organe vor.
▶ Erhöht die körperliche Leistungsfähigkeit.
▶ Angenehmer Tragekomfort.
▶ Schutz bei schlechten Sichtverhältnissen durch Reflektoren.

Man sollte beim Kauf der Sportbekleidung immer darauf achten, dass, egal ob Hemd, Jacke, Trikots oder Hose, diese eine kleine Tasche zum Verstauen von Utensilien (Gummipads, Schlüssel, Geld) besitzen.

Der Windchilleffekt

Der Mensch empfindet mit zunehmender Windgeschwindigkeit, insbesondere im Winter, die tatsächliche Temperatur viel niedriger, als sie ein Thermometer angibt. Die windabhängige Kälte wird unter Meteorologen als *Windchill* oder auch als die *gefühlte Temperatur* bezeichnet. Einfach ausgedrückt, wirkt der Windchilleffekt wie folgt: Der menschliche Körper produziert Wärme. Somit entsteht eine dünne, den Körper umgebende Wärmeschicht, die durch Wind weggeblasen wird: Je stärker der Wind ist, desto schwächer wird die Wärmeschicht und wir beginnen zu frieren oder es kommt schlimmstenfalls zu Erfrierungen. Die folgende Tabelle zeigt die gefühlte Temperatur bei verschiedenen Windgeschwindigkeiten.

Außentemperatur	12° C	6° C	0° C
Bei 10 km/h	10° C	3° C	-4° C
Bei 20 km/h	6° C	-2° C	-10° C
Bei 30 km/h	3° C	-5° C	-14° C
Bei 40 km/h	2° C	-7° C	-16° C

Warum benötigt man funktionelle Sportbekleidung?

Jede gesunde Sportausübung ist mit körperlicher Aktivität verbunden. Unser Körper funktioniert dabei wie ein Motor: Energie und Wärme werden erzeugt. Das natürliche Kühlwasser bildet der Schweiß, der ein Überhitzen des Körpers verhindert. Je mehr Energieleistung bei einer Sportart erzeugt wird, desto größer ist die Schweißproduktion. Bei intensiver körperlicher Anstrengung werden bis zu 1,5 l Schweiß pro Stunde produziert. Je schneller und intensiver man sich also bewegt, umso höher wird auch die

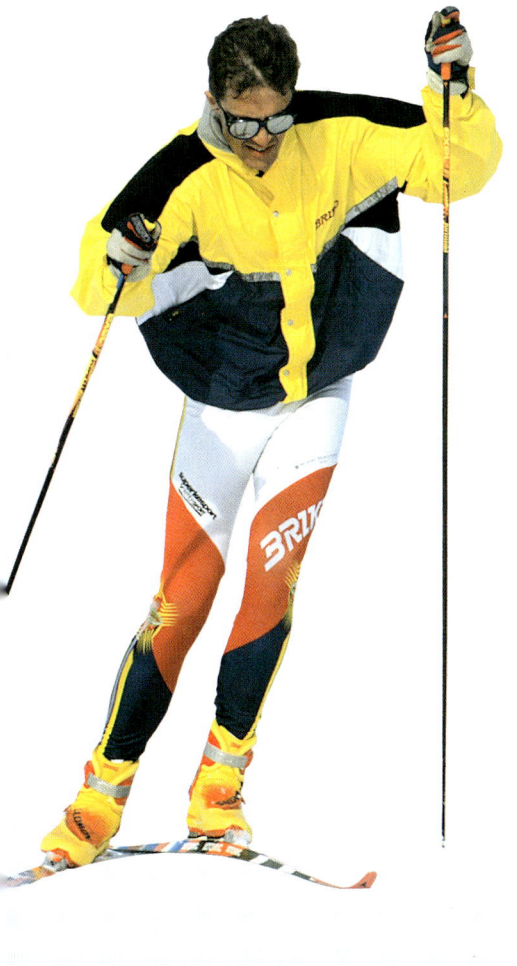

Energie- und Wärmeproduktion. Von dieser Wärmeproduktion bleibt allerdings nur ein Drittel für die Leistung an sich übrig, die restlichen zwei Drittel benötigt der Körper, um seinen Wärmehaushalt zu regulieren.

▶ Wer Sport betreibt, erzeugt Energie.
▶ Zwei Drittel setzt der Körper in Wärme um.
▶ Bleibt nur noch ein Drittel für sportliche Leistung.

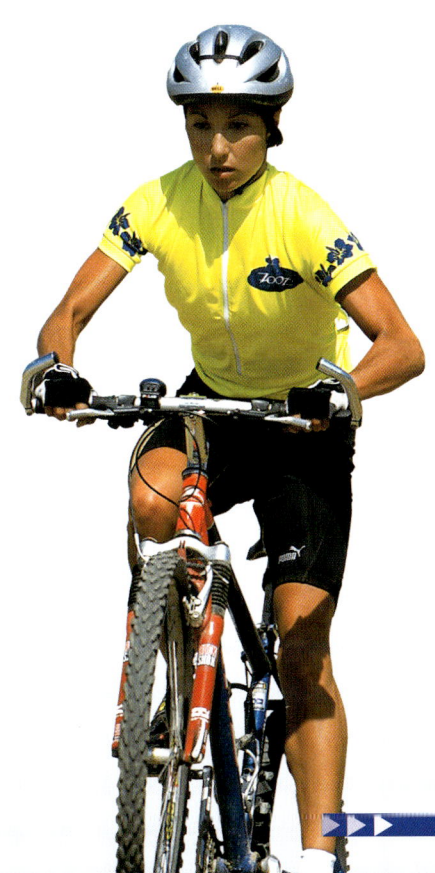

Funktionelle Sportwäsche	Funktionelle Sportbekleidung
▶ Rascher Schweißtransport.	▶ Schweißtransport.
▶ Keine Verkühlungsgefahr.	▶ Atmungsaktiv.
▶ Optimale Leistungsfähigkeit.	▶ Isolation gegen Kälte.
▶ Kein unnötiges Gewicht.	▶ Kühlwirkung – durch Schweißtransport und Atmungsaktivität (kein Hitzestau).
▶ Keine Geruchsbelästigung.	
▶ Trockenes und warmes Tragegefühl.	▶ Wasserdicht - gegen Feuchtigkeit von außen.
	▶ Winddicht – gegen den Windchilleffekt.
	▶ Geringes Gewicht.
	▶ Bewegungsfreiheit.

Tab. 16: Vorteile einer funktionellen Sportbekleidung

Schweiß bedeutet Feuchtigkeit. Feuchtigkeit entzieht dem Körper Wärme, reduziert die Isolationsleistung der Kleidung und erzeugt ein unangenehmes Tragegefühl. Eine nasskalte Kleidung am Körper wird zum Gesundheitsrisiko. Um Verkühlungen und Muskelentzündungen bzw. -verletzungen vorzubeugen, ist eine funktionelle Sportbekleidung notwendig, die den Schweiß von der Haut wegtransportiert. Damit der Schweiß verdunsten kann, spielt es eine große Rolle, dass alle Bekleidungsschichten atmungsaktiv (= wasserdampfdurchlässig) sind. Um das Eindringen von Feuchtigkeit von außen (Regen, Schnee, Tau) zu verhindern, ist zugleich eine wasserdichte Schicht von Nutzen.

Was versteht man unter dem 3-D-Schichtprinzip?

Um den Anforderungen funktioneller Sportbekleidung gerecht zu werden, hat die Bekleidungsindustrie das 3-D (Darunter, Dazwischen, Darüber)-Schichtprinzip entwickelt. Die Schichten für „Darunter, Dazwischen und Darüber" müssen optimal aufeinander abgestimmt sein, damit jede Schicht ihre Aufgaben erfüllen kann. Viele flexible, dünne Schichten eignen sich für den Schutz gegen Kälte besser als eine dicke Schicht. Zugleich wird durch die dicke Schicht die Bewegungsfreiheit eingeschränkt.

▶ Funktionswäsche, die Schicht für „DARUNTER", übernimmt die Aufgabe, den Schweiß rasch von der Haut wegzutransportieren, damit die Haut trocken bleibt. Dadurch soll das Auskühlen des Körpers und Verkühlungen verhindert werden.

▶ Die Schicht „DAZWISCHEN" hat die Aufgabe, den Körper warm zu halten und vor Kälte zu schützen. Materialien mit viel Lufteinschluss sind am geeignetsten, da Luft am besten isoliert. Fleece hat sich hier in den letzten Jahren sehr etabliert. Zusätzlich sind auch Trikots und Hosen aus unterschiedlichsten Materialien geeignet.

▶ Die Schicht „DARÜBER" hat die Funktion, vor Kälte, Nässe und Wind zu schützen. Diesen Schutz bieten viele Materialien. Geht es aber darum, neben dem Schutz vor widrigem Wetter, zugleich Atmungsaktivität zu gewährleisten, so eignen sich nur wenige Materialien. Je nach Einsatzgebiet bieten sich hier unterschiedliche Materialien an. Colibri, Gore-Tex-Ultra-Lite- und Gore-Tex-XCR-Bekleidung bietet absoluten Nässeschutz, Windstopper-Activent-Bekleidung bietet zuverlässigen Windschutz. Beide Materialien sind sehr atmungsaktiv und lassen den Schweiß nach außen verdampfen.

Tab. 17: Das 3-D-Schichtprinzip

3-D-Formel	Schicht	Materialien	Kleidungsstücke
Darunter	Funktions-unterwäsche	Transtex X-light X-light-Netz	Unterhemden Unterhosen
Dazwischen	Wärmeschicht	Fleece Transtex Elastic Coolmax	Hemden Jacken Trikots Hosen Overalls
Darüber	Wetterschutz	Gore-Tex-XCR Gore-Tex-Ultra-Lite Windstopper/ Activent Colibri	Jacken Blousons Hosen

5.3 Weitere Accessoires

Neben den Nordic Walking-Stöcken, dem passenden Schuhwerk und der funktionellen Sportbekleidung gibt es für den ambitionierten Nordic Walker eine Reihe weiterer, ganz nützlicher Accessoires.

Nordic Walking-Handschuhe

Sportler, die sehr intensiv und vor allem sehr lange walken, sollten auf Handschuhe nicht verzichten. Sie helfen, Blasen an den Händen zu verhindern. Inzwischen sind spezielle Nordic Walking-Handschuhe auf dem Markt, wobei man aber auch auf Radhandschuhe oder Skilanglaufhandschuhe zurückgreifen kann. Im Winter sind auch leicht gefütterte Skilanglaufhandschuhe empfehlenswert.

Kopfbedeckung

Der Kopf ist ein sehr empfindlicher Körperteil, über den man besonders in der kalten Jahreszeit viel Wärme verliert. Mit einer entsprechenden Kopfbedeckung beugt man Ohrenschmerzen und Stirnhöhlenvereiterungen vor. So empfiehlt es sich, bei Wind und kälteren Temperaturen auf jeden Fall eine Kopfbedeckung oder ein Stirnband zu tragen. Besonders geeignet sind flexible Stirnbänder, die man zur Mütze umfunktionieren kann. Auch bei der Kopfbedeckung sind atmungsaktive Materialien wichtig sowie Stirnbänder und Mützen aus einem angenehm weichen Material, das beim Schwitzen keinen Juckreiz auslöst.

Sonnenschutz

Auch in unseren Breiten hat die UV-Strahlung durch die Verringerung des Ozongehalts in der Atmosphäre in den letzten Jahrzehnten stark zugenommen, was zu einer deutlichen

Erhöhung des Hautkrebsrisikos geführt hat. Besonders an klaren, sonnigen Tagen ist die UV-Strahlung hoch. Als Outdoorsportler sollte man sich beim Nordic Walking vor einer zu hohen Sonneneinstrahlung schützen. Zwar bildet die Sonne die Grundlage jeglichen Lebens und der menschliche Organismus benötigt zur Produktion von Vitamin D ein Mindestmaß an Sonnenlicht (Vitamin D regelt den Kalziumstoffwechsel und ist für die muskuläre Leistungsfähigkeit und den Knochenaufbau überlebenswichtig), aber nur wenige Minuten auf Teile des Körpers (Gesicht oder Arme) reichen für die tägliche Produktion von Vitamin D in den meisten Fällen schon aus.

Zum Schutz der **Augen** sollte man bei intensiver Sonneneinstrahlung eine Sport- bzw. Sportsonnenbrille tragen. Diese schützt das Auge als 100 %iger UV-Schutz auch vor Zugluft und kleinen Partikeln.

Zum Schutz der **Haut** sollte man sich stets mit Sonnencreme mit einem ausreichend hohen Lichtschutzfaktor eincremen. Je heller der Hauttyp und je klarer und schöner das Wetter, desto höher muss der Lichtschutzfaktor (= LSF) sein. Eine Creme enthält übrigens generell mehr Fett als eine Milch. Cremes sind deshalb fester, haften besser auf der Haut und werden automatisch dicker aufgetragen. Obwohl für den Sonnenbrand nur die UV-B-Strahlung verantwortlich ist, sollte man lieber ein Sonnenschutzmittel verwenden, das zusätzlich gegen UV-A-Strahlung schützt. Diese dringt nämlich tief in die Haut ein, führt zu einer vorzeitigen Alterung und u. U. zu lichtbedingten Hauterkrankungen wie Sonnenallergien. Bei Minustemperaturen sollte als Sonnencreme eine Wasser-in-Öl-Emulsion verwendet werden, da diese die Haut vor Feuchtigkeitsverlusten und auch vor Kälte schützt.

Sport-BHs

Bei sportlicher Betätigung überträgt sich die freigesetzte Energie direkt auf die ungeschützte Brust. Dies ist zum einen nicht nur sehr unangenehm, sondern kann auch gesundheitlich stark belastend sein. Um das Brustgewebe zu schonen, empfiehlt es sich, auch beim Nordic Walking einen Sport-BH zu tragen. Dieser reduziert die Belastungen und schont das Brustgewebe, denen es während des Trainings ausgesetzt ist. So ist für alle sportlich aktiven Frauen ein Sport-BH wesentlicher Bestandteil der modernen Sportbekleidung. Herkömmliche BHs lösen das Problem eher schlecht, engen ein und bieten trotzdem zu wenig Halt. Inzwischen bieten einige Firmen sogar spezielle Tops und BHs mit integriertem Herzfrequenzsender an.

Trinkflasche

Wer sportlich aktiv ist und das auch noch bei entsprechend hohen Temperaturen, der erhöht seinen täglichen Flüssigkeitsbedarf schnell um einige Liter. Wird beim Sport nicht getrunken, greift der Körper auf die Reserven im Gewebe und im Blut zurück. Die Muskeln werden dann nicht mehr ausreichend mit Sauerstoff und Nährstoffen versorgt und es treten vermehrt Schwindelanfälle, Durchblutungsstörungen oder Muskelkrämpfe auf. Für die meisten Walker stellt dies kein Problem dar. Beim Training bis zu einer Stunde Dauer braucht man keine Getränke für unterwegs mitzunehmen. Der Flüssigkeitsverlust kann problemlos nach dem Training aufgefüllt werden. Bei längeren Läufen von mehr als einer Stunde und das bei hohen Temperaturen, Sonne und anspruchsvollem Gelände sollte man auch beim Nordic Walking etwa alle 20-30 Minuten 150-250 ml Flüssigkeit zu sich nehmen. Wer also länger walkt, sollte auf eine ausreichend große Trinkflasche nicht verzichten.

Rucksack

Für Nordic Walker, die richtig lange, zum Teil über mehrere Stunden, auf Tour gehen, empfiehlt sich der Kauf eines Lauf- oder Walking-Rucksacks. Dieser dient einerseits dem Verstauen von Kleinutensilien, wie z. B. Autoschlüssel, Kleingeld, Handy, Energieriegel, Regen- oder Ersatzkleidung, und besitzt andererseits ein integriertes Trinksystem, um den Flüssigkeitsbedarf während einer längeren Tour zu decken. Laufrucksäcke sind mit unterschiedlich großen Trinkblasen zur Aufnahme des Getränks ausgestattet (meist ca. 2 l). An der Trinkblase ist ein Schlauch angeschlossen, der über den Schulterriemen geführt und vorne an diesem festgeklemmt wird. Am Ende des Schlauchs befindet sich ein Beißventil. Leichtes Zubeißen macht es möglich, dass man jederzeit in kleinen Mengen etwas trinken kann, ohne dass man durch lästiges Abnehmen des Rucksacks aus dem Rhythmus kommt.

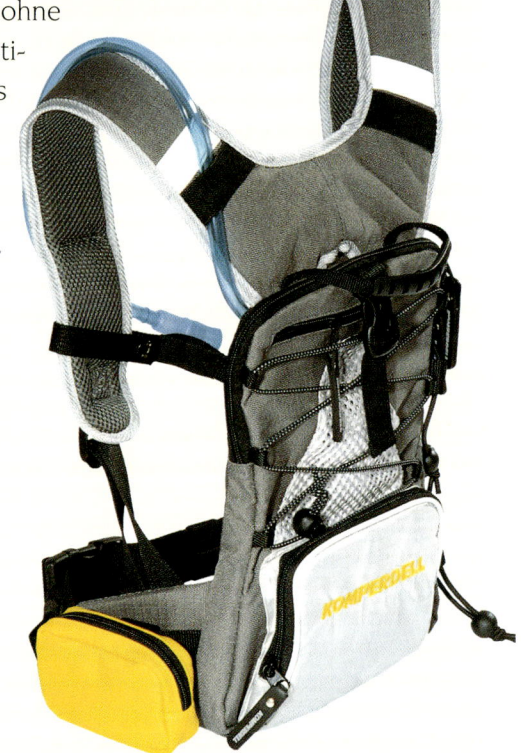

Foto 4: Nordic Walking-Rucksack

Hüfttaschen

Hüfttaschen sind äußerst praktisch und bilden eine gute Alternative zum Rucksack. Sie stören beim Walken kaum, da sie dichter an der Körpermitte sitzen. Nachteilig ist nur, dass sie weniger Flüssigkeitsmenge aufnehmen und wenig Platz für sonstige Utensilien bieten. Neben den Hüfttaschen gibt es noch einfache, extrem leichte Trinkgürtel. Diese können mehreren kleine Trinkflaschchen (ca. 0,15 l) aufnehmen, wodurch sich das Gewicht optimal verteilt.

FOTO 5: Nordic Walking Fanny Pack

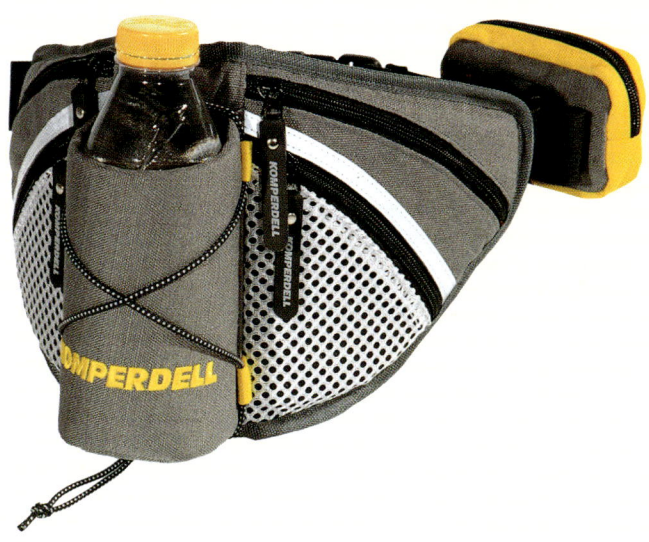

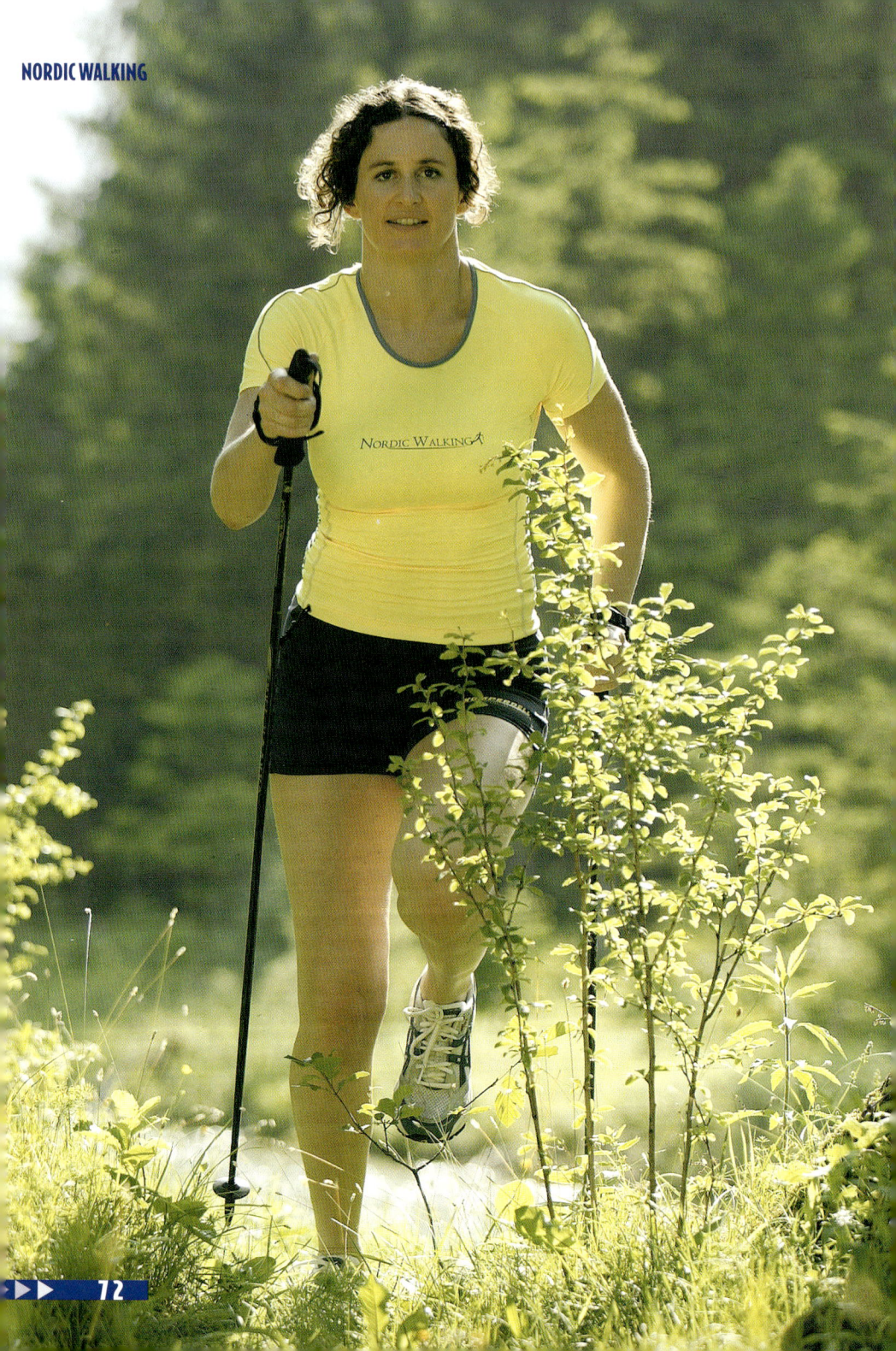

6. KAPITEL

DIE RICHTIGE TECHNIK

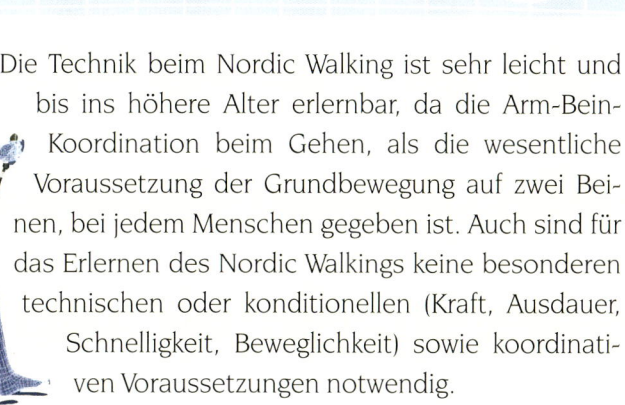

Die Technik beim Nordic Walking ist sehr leicht und bis ins höhere Alter erlernbar, da die Arm-Bein-Koordination beim Gehen, als die wesentliche Voraussetzung der Grundbewegung auf zwei Beinen, bei jedem Menschen gegeben ist. Auch sind für das Erlernen des Nordic Walkings keine besonderen technischen oder konditionellen (Kraft, Ausdauer, Schnelligkeit, Beweglichkeit) sowie koordinativen Voraussetzungen notwendig.

Anfänger sollten möglichst an einem Nordic Walking-Einführungskurs teilnehmen. Eine einmal erlernte, falsche Technik, die man sich zu Beginn aneignet, wird man nur sehr schwer wieder korrigieren. Mithilfe von Tipps und Fehlerkorrekturen eines Nordic Walking-Instruktors lassen sich Haltungsfehler oder Fehltechniken vermeiden. Ein weiterer, nicht zu unterschätzender Vorteil besteht darin, dass ein Training innerhalb einer Gruppe mehr Spaß macht und die meisten motiviert, auch wirklich dabei zu bleiben.

6.1   Diagonaler Bewegungsablauf

Die Nordic Walking-Arm- und Beintechnik unterscheidet sich deutlich von der des klassischen Walkings. Sie ähnelt vielmehr der Lauftechnik des klassischen Skilanglaufs.

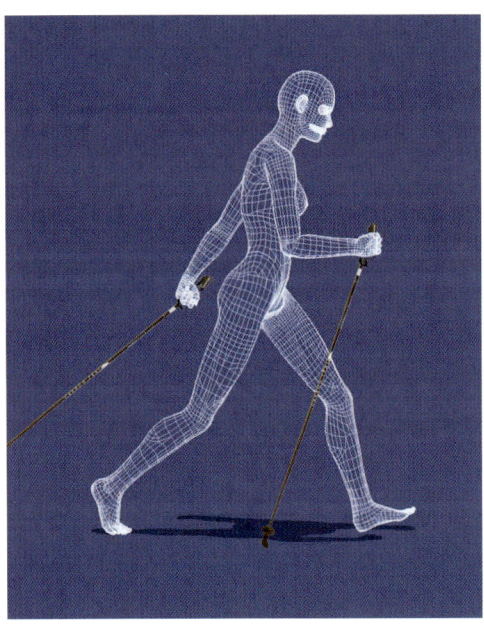 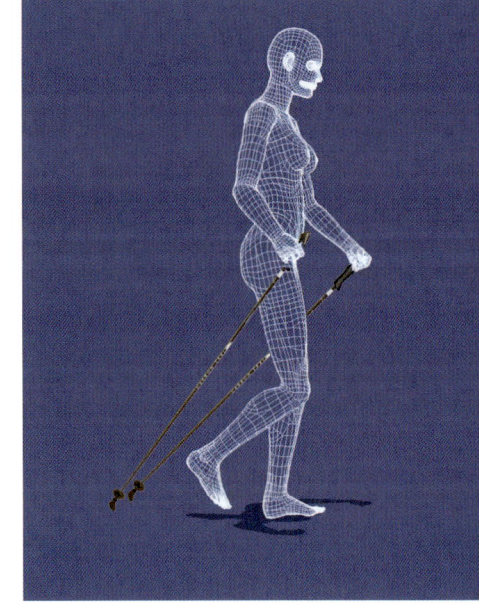

Dabei macht man sich beim Nordic Walking den natürlichen, diagonalen Bewegungsablauf von Armen und Beinen zu Nutze. Dieser wird durch einen bewussten, intensiven Stockeinsatz unterstützt. Diagonaler Bewegungsablauf bedeutet, dass sich jeweils der linke Arm und das rechte Bein, beziehungsweise der rechte Arm und das linke Bein, parallel nach vorne bewegen. Demzufolge hat der rechte Stock dann Bodenberührung, wenn die linke Ferse aufsetzt, während der linke Stock zeitgleich mit der rechten Ferse aufsetzt.

Entscheidend für den Trainingserfolg ist der intensive Einsatz der Arm- und Oberkörpermuskulatur. So kann das Walking-Tempo erhöht und die Effektivität der Trainingseinheit entsprechend gesteigert werden. Dabei wird der Oberkörper im Vergleich zum klassischen Walking leicht nach vorne geneigt.

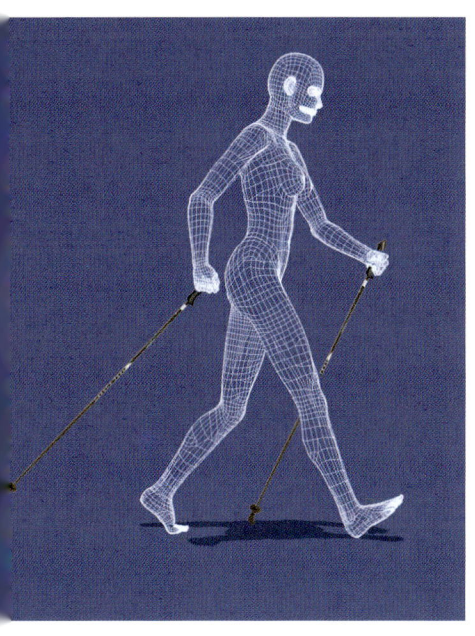 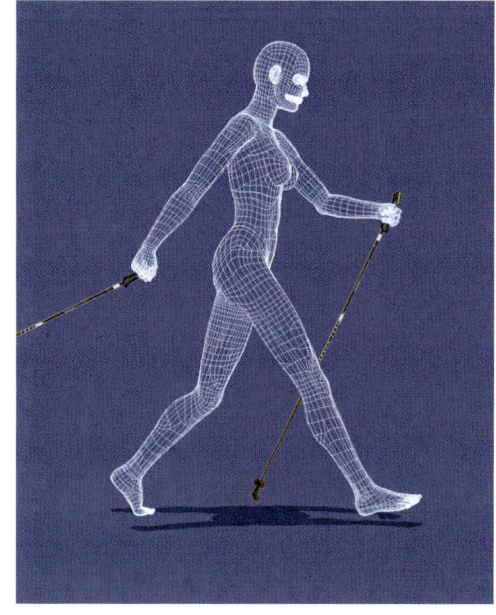

6.2 Die wesentlichen Bewegungsmerkmale

Wer mit dem Nordic Walking beginnt, sollte zunächst eine entspannte Körperhaltung einnehmen und versuchen, ganz natürlich zu gehen. Dabei sollte man relativ große Schritte machen, bewusst die Füße von der Ferse zum Ballen abrollen und die Stöcke möglichst nah, seitlich am Körper schwingen. Beim Nachvorneschwingen des Stocks wird der Griff losgelassen, der Stock hängt locker in der Handschlaufe und die Stockspitze wird leicht nachgeschleift. In dieser Phase können sich Arm-, Schulter- und Oberkörpermuskulatur entspannen. Kurz vor dem eigentlichen Stockeinsatz wird der Stock wieder fest gegriffen.

Der Stockeinsatz erfolgt zeitgleich mit dem Aufsetzen der gegenüberliegenden Ferse (diagonaler Bewegungsablauf). Nach dem Aufsetzen des Stocks wird die Hand geöffnet und es erfolgt eine dynamische Armstreckung nach hinten, wobei eine abschließende Stoßbewegung über die Schlaufe ausgeführt wird. Über den Stockeinsatz wird auch die Schrittlänge gesteuert. Je intensiver der Stockeinsatz ist, desto größer ist infolgedessen auch die Schrittlänge.

6.3 Das Bergauf- und Bergabgehen

Wer in leicht hügeligem Gelände oder in den Bergen Nordic Walking betreibt, sollte seine Technik den Gegebenheiten anpassen. Nordic Walking an Steigungen stellt ein hervorragendes, aber auch anstrengendes Training dar, da so die Arm- und Beinmuskulatur im Sinne eines Kraftausdauertrainings beansprucht wird.

Beim **Bergaufgehen** wird der Körper weiter nach vorn gebeugt als beim Gehen in der Ebene. Wer nun versucht, die

Tab. 18: Bewegungsmerkmale der Nordic Walking-Technik in der Ebene

Kopf und Oberkörper

▶ Der Kopf ist ruhig und der Blick ist geradeaus nach vorn gerichtet.

▶ Aufrechte Haltung mit leicht nach vorn oben angehobenem Brustbein.

▶ Die Schultern sind entspannt und locker.

▶ Der Oberkörper und die Hüfte schwingen natürlich im Rhythmus des Walkens.

Einsatz der Hände und Arme

▶ Die Stöcke werden möglichst nah am Körper geführt und setzen jeweils mit der gegenüberliegenden Ferse auf.

▶ Die Hände sind leicht geöffnet, um die Stöcke nach vorne schwingen zu lassen.

▶ Nur beim Aufsetzen des Stocks kurz zugreifen.

▶ Bei der Streckung der Arme nach hinten werden die Hände wieder geöffnet.

Einsatz der Füße und Beine

▶ Die Füße zeigen nach vorne.

▶ Bewusst die Füße von der Ferse zum Ballen hin abrollen.

▶ Mit den Zehen fest abdrücken und die Hüfte nach vorn schwingen.

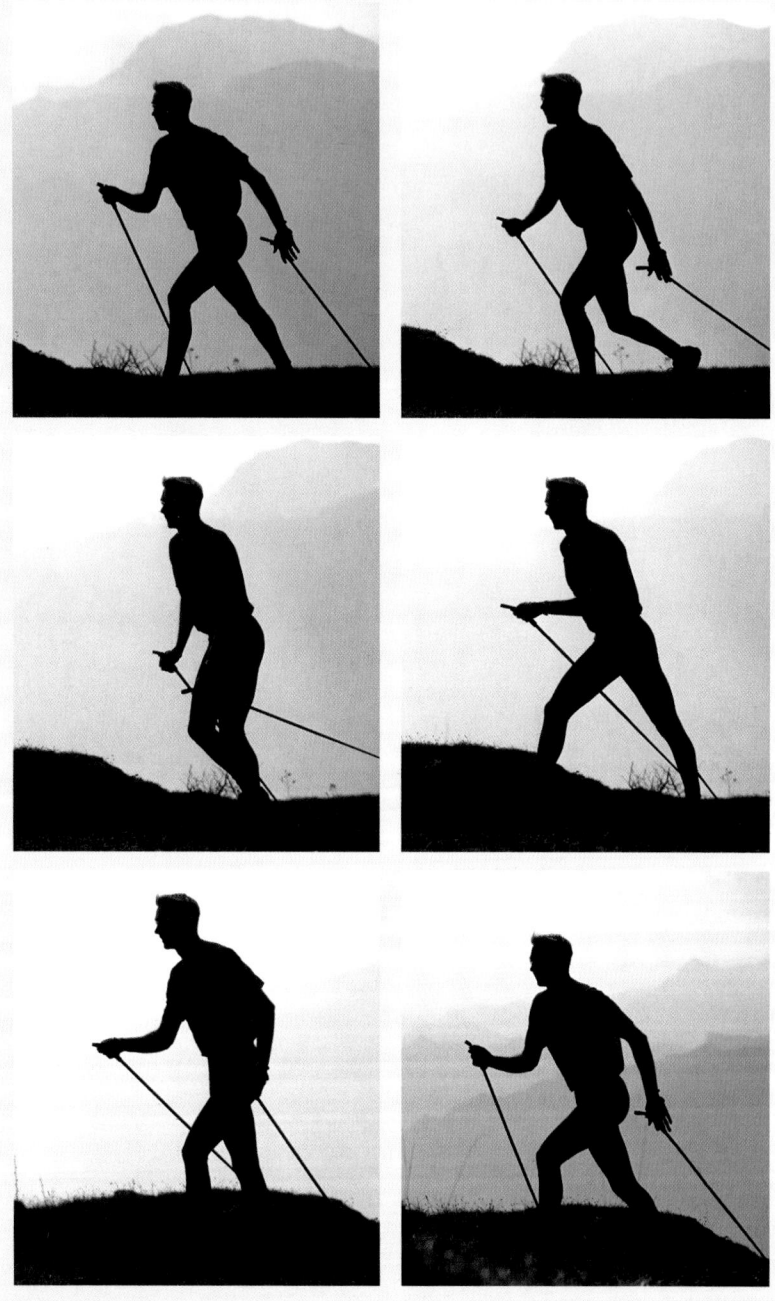

Schrittlänge aus der Ebene beizubehalten, merkt schnell, dass hierzu ein kräftiger Stockeinsatz und auch eine intensivere Beanspruchung der Beinmuskulatur notwendig ist. Je stärker dabei der Armeinsatz ist, desto mehr werden auch die Beine entlastet. Anfänger sollten sich hier nicht überfordern. Lieber die Schrittlänge etwas verkürzen und außerdem zu Beginn auf die Pulswerte achten. Zu den wesentlichen Bewegungsmerkmalen des Bergaufgehens zählen:

> ▶ Den Körper weiter nach vorn beugen als gewöhnlich.
> ▶ Intensiver Armeinsatz.
> ▶ Stärkere Beanspruchung der hinteren Oberschenkel- sowie der Wadenmuskulatur.
> ▶ Ein kräftiger Stockeinsatz trägt dazu bei, an Steigungen die Schrittlänge zu halten.

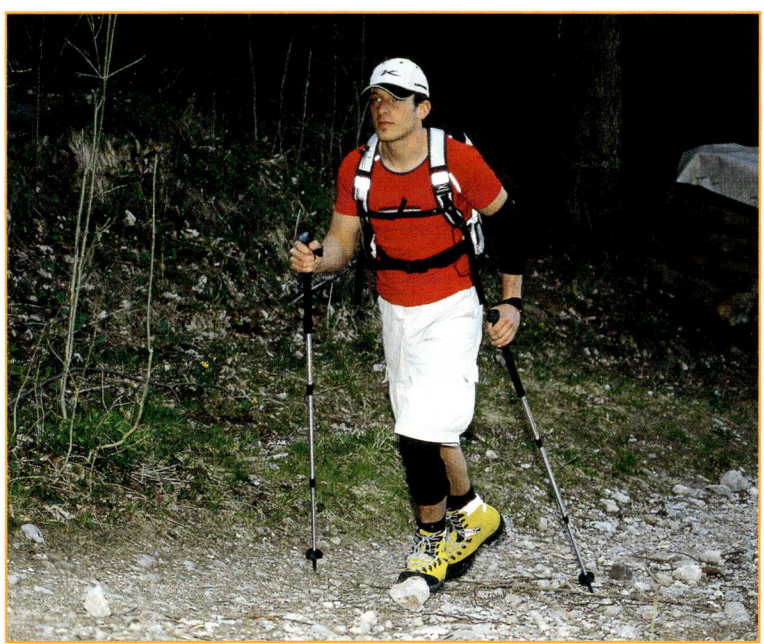

Foto 6: Die richtige Technik beim Bergaufgehen

Beim **Bergabgehen** versucht man, den Körperschwerpunkt tiefer zu halten, die Beine in den Knien ständig etwas zu beugen und eine leicht zurückgelehnte Haltung einzunehmen. So bremst man ab und kann gelenkschonend bergab walken. Bergab dienen die Stöcke also immer dem Abbremsen und der Entlastung. Die wesentlichen Bewegungsmerkmale des Bergabgehens lauten:

▶ Die Stöcke werden nicht vor den Körper geführt.

▶ Die Stockspitzen werden hinter dem Körper aufgesetzt.

▶ Die Schrittlänge ist je nach Steilheit deutlich verkürzt.

▶ Der Körperschwerpunkt liegt tiefer.

▶ Die Knie bleiben ständig leicht gebeugt.

▶ Das Gewicht wird zwischen Stock und der Ferse des gegenüberliegenden Fußes verteilt.

▶ Je mehr Belastung vom Stock aufgefangen wird, desto weniger Gewicht muss das gegenüberliegende Bein tragen.

Geht es einmal richtig steil bergab, dann sollte man auch die Technik ändern. Dann werden beide Stöcke gleichzeitig, hüftbreit vor dem Körper aufgesetzt und eine Oberkörpervorlage eingenommen. Mit kleinen Schritten und gebeugten Knien kann man so langsam, sicher und gelenkschonend absteigen.

7. KAPITEL

DAS RICHTIGE TRAINING

Nordic Walking kann im Prinzip überall effektiv betrieben werden. Ein Training in leicht hügeligem Gelände macht jedoch auf Dauer mehr Spaß, ist abwechslungsreicher und effektiver. Dabei sollte man bestimmte Grundsätze beachten, typische Drop-out-Fehler vermeiden und auch ein effektives Auf- und Abwärmen in sein Training integrieren.

Tab. 19: Trainingstipps beim Nordic Walking

Vor dem Training der Gesundheitscheck – erst zum Arzt, dann zum Sport

▶ Sportanfänger oder Wiedereinsteiger über 35 Jahre.

▶ Bei Vorerkrankungen oder Beschwerden.

▶ Bei Risikofaktoren (z. B. Übergewicht, Rauchen, Bluthoch-druck, erhöhten Blutfettwerten, Diabetes).

Verletzungen vorbeugen und ausheilen

▶ Warm-up und Cool down gehören zu jeder Trainingsein-heit.

▶ Verletzungen brauchen Zeit zum Ausheilen.

Kein Training bei Erkältung oder Krankheit

▶ Bei Husten, Grippe, Fieber oder Gliederschmerzen eine Trainingspause einlegen.

▶ Nach der Trainingspause zunächst locker trainieren (Intensität und Umfang reduzieren).

Auf richtige Ernährung und Flüssigkeitszufuhr achten

▶ Kohlenhydratreiche und fettarme Ernährung.

▶ Flüssigkeitsverlust nach dem Sport durch mineralhaltiges Wasser ausgleichen.

Überbelastung beim Sport vermeiden

▶ Langsam beginnen und die Belastung steigern (Intensität, Häufigkeit und Dauer).

▶ Möglichst unter Anleitung trainieren.

▶ Erst den Umfang und dann die Intensität steigern.

▶ Auf die Tagesform achten.

Regeneration

▶ Nach dem Training ist Erholung angesagt (Regeneration, Schlaf).

▶ Auch Massage oder Sauna tut gut.

▶ Nach einer intensiven Trainingseinheit eine lockere Trainingseinheit einplanen.

Aktuelle Witterung berücksichtigen

▶ Funktionelle Kleidung (Luftaustausch, Wärmeisolierung, windabweisend usw.).

▶ Bei Hitze das Training reduzieren und auf ausreichende Flüssigkeitszufuhr achten.

▶ Bei hohen Ozon- und Schadstoffbelastungen das Training ausfallen lassen, reduzieren oder verschieben (Trainingszeit am Morgen oder am Abend).

7.1 Grundsätze beim Training

Normalerweise wird man sich beim Nordic Walking nicht so schnell überbelasten. Trotzdem sollte man sich von seinem Hausarzt auf eventuelle Herzfehler und seine körperliche Belastbarkeit (Belastungs-EKG) untersuchen lassen. Eine ärztliche Eingangsuntersuchung, ein so genannter *Gesundheitscheck*, ist auch vor Aufnahme eines Nordic Walking-Trainings bei bestimmten Voraussetzungen ratsam und sollte jährlich wiederholt werden. Insbesondere sollten alle Sportanfänger und Personen mit Vorerkrankungen oder mit Risikofaktoren (Übergewicht, Diabetes, Bewegungsmangel, Bluthochdruck, Rauchen, erhöhte Blutfettwerte) vor Beginn des Nordic Walking-Trainings den Arzt aufsuchen.

Ernährungstipps und Nordic Walking

▶ Ein voller Magen behindert die Zwerchfellatmung. Deshalb sollte die letzte größere Mahlzeit 2-3 Stunden vor dem Training liegen.

▶ Aber auch mit leerem Magen sollte man nicht trainieren, da die Leistungsfähigkeit auf Grund einer verminderten Aufnahme von Kohlenhydraten und einem Absinken des Blutzuckerspiegels verringert ist.

▶ Die Ernährung eines Ausdauersportlers besteht daher aus großen Mengen an Kohlenhydraten, d. h. aus viel Brot, Nudeln, Reis, Hülsenfrüchten, Gemüse und Obst.

▶ Die Nährstoffrelation bei Ausdauersportarten sollte wie folgt aussehen: 60 % Kohlenhydrate, 15 % Eiweiß, 25 % Fett. Manche Spitzensportler steigern bei extremen Ausdauerleistungen den Kohlenhydratanteil auf bis zu 80 %.

▶ Nach jedem intensiven Ausdauertraining sollte man versuchen, den Kohlenhydratvorrat schnell wieder zu ergänzen.

▶ Sowohl vor als auch während der sportlichen Betätigung, zumindest bei einem Umfang von über 60 Minuten, ausreichend trinken. Bei extremen Bedingungen (hohe Temperaturen, Sonne) sollte man beim Nordic Walking etwa alle 20-30 Minuten 150-250 ml Flüssigkeit zu sich nehmen.

7.2 Vermeidung von typischen Drop-out-Fehlern

Die meisten Menschen haben schon einmal meist hoch motiviert mit einem sportlichen Training gleich welcher Art begonnen und dann genauso schnell, meist recht frustriert, damit wieder aufgehört. Dies hat häufig verschiedene Ursachen, die in den meisten Fällen vermeidbar sind. Deshalb gilt es, auch beim Nordic Walking einige grundlegende Regeln zu beachten. Nur so wird man auf Dauer dabeibleiben und Erfolg und Spaß beim Training haben.

Tab. 20: Vermeidung von typischen Drop-out-Fehlern

▶ Realistische Zielsetzung.

▶ Durchdachte Trainingsplanung.

▶ Regelmäßiges Training.

▶ Nicht zu intensives Training.

▶ Keine zu langen Trainingseinheiten.

▶ Freude und Spaß am Training.

▶ Sich auch mal eine Pause gönnen.

▶ Verschiedene Nordic Fitnesssportarten ausprobieren – Nordic Fitness Crosstraining (Kap. 9).

7.3   Trainingsmethoden

Wer regelmäßig Nordic Walking betreibt, trainiert vor allem seine Ausdauer. Aus Sicht der Trainingswissenschaft wird darunter ein Training verstanden, welches ohne Pause über einen Zeitraum von mindestens 20-35 min durchgeführt wird (vgl. Zintl, 1997; Weineck, 1990). Beim Training der Ausdauerleistungsfähigkeit kommen eine Reihe verschiedener Trainingsmethoden zum Einsatz:

▶ Dauermethode.
▶ Extensive Intervallmethode.
▶ Intensive Intervallmethode.
▶ Fahrtspiel.
▶ Wiederholungsmethode.

Freizeit- und Breitensportler, welche Nordic Walking mit der Intention der Verbesserung ihrer Fitness und/oder der Gewichtsreduktion betreiben, werden in der Hauptsache auf die beiden Trainingsmethoden extensives Intervalltraining und Dauermethode zurückgreifen (vgl. Birkner & Roschinsky, 2003).

Dauermethode
Mit Dauermethode ist eine gleichmäßige Belastung ohne Pause über einen längeren Zeitraum gemeint. Außer bei Anfängern sollte das Training mindestens 30 Minuten andauern. Die Belastungsintensität sollte zwischen 60 und 80 % der maximalen Leistungsfähigkeit (maximale Sauerstoffaufnahmefähigkeit) liegen. Die Dauermethode bewirkt hauptsächlich ein Stoffwechseltraining, insbesondere für den Fettstoffwechsel. Darüber hinaus wird die Durchblutung (Kapillarisierung) der belasteten Muskulatur nachhaltig verbessert.

Belastungsanforderungen beim Nordic Walking (vgl. Zintl, 1997)

Belastungsdauer (Reizdauer)

Zeitangabe der Belastung in Sekunden, Minuten oder Stunden (z. B. 40 min walken).

Belastungsumfang (Trainingsumfang)

Gesamtmenge an Belastungsreizen in einer Trainingseinheit oder über einen längeren Trainingsabschnitt (Mikro- und Makrozyklus) (z. B. drei Stunden/Woche).

Belastungsintensität (Trainingsintensität)

Stärke des einzelnen Belastungsreizes. Die Intensität wird im Ausdauersport entweder durch die Geschwindigkeit, die Herzfrequenz oder durch die Blutlaktatwerte angegeben. Anfänger trainieren zu Beginn meist mit einer zu hohen Intensität. Dies ist im Sinne einer Gewichtsreduktion unzweckmäßig, da der Organismus viel zu schnell ermüdet. Zu den weiteren negativen Folgen einer zu hohen Trainingsintensität zählen: Muskelkater, verlängerte Regeneration und in vielen Fällen sogar eine erhöhte Infektanfälligkeit.

Belastungsdichte (Reizdichte)

Zeitspanne zwischen den einzelnen Belastungsreizen. Aussage über die Pausenlänge zwischen den Belastungsreizen.

Trainingshäufigkeit

Anzahl der Trainingseinheiten, bezogen auf einen Trainingsabschnitt (z. B. 4 x/Woche).

Intervallmethode

Generell versteht man unter Intervallmethode ein Training mit intervallartigen Belastungen, d. h., die Belastung ist nicht durchgehend, sondern wird durch häufige Pausen (Intervallpausen) unterbrochen. Die Pausen zwischen den Intervallen sollten so lang sein, dass man sich gut erholen kann, die Pulsfrequenz aber nicht zu stark absinkt. Dies bezeichnet man als „lohnende Pause" (vgl. Weineck, 1990). Die Pausen sollten daher auch aktiv gestaltet werden, d. h., dass man sich leicht weiterbelastet, also z. B. locker weiterläuft. Als Richtwert gilt, dass die Pulsfrequenz nur bis ca. 140-120 Schläge/min abfallen sollte (vgl. Weineck, 1990; Zintl, 1997). Eine bestimmte Anzahl von Wiederholungen wird in einer Serie zusammengefasst. Nach einer Serie wird eine längere Pause (Serienpause) als zwischen den einzelnen Wiederholungen eingelegt. Je nachdem, mit welcher Intensität das Intervalltraining durchgeführt wird, unterscheidet man zwischen *extensivem* und *intensivem* Intervalltraining.

Bei einem extensiven Intervalltraining wird mit einer geringen Intensität zwischen 60 und 80 % der Maximalbelastung trainiert. Die Dauer der Intervalle beträgt etwa 4-8 Minuten und die Wiederholungszahl liegt zwischen 10-20 x. Das extensive Intervalltraining trainiert das Herz-Kreislauf-System und den Stoffwechsel in gleichem Maße auf hohem Niveau. Dieses Training eignet sich daher am besten für den Sportanfänger, um die Belastungsdauer in einer Sportart zu erhöhen.

Bei einem intensiven Intervalltraining wird mit einer höheren Intensität, zwischen 80 und 95 % der Maximalbelastung, und bei der Wiederholungsmethode (lange Pausen bis zur vollständigen Erholung) sogar mit einer Belastungsintensität von 90-100 % trainiert. Diese Methoden bleiben somit eher dem Leistungssport vorbehalten, da hier die Belastungsintensität sehr hoch bzw. maximal ist und diese auch über eine längere Zeit aufrechterhalten werden muss.

Fahrtspiel

Beim Fahrtspiel ändert sich die Belastungsintensität in unregelmäßigen Abständen, sie reicht von ganz gering bis zu maximal. Die Belastungsänderung kann dabei nach individuellem Befinden oder bestimmten äußeren Bedingungen (z. B. Steigungen) verändert werden. Die Pausen werden hier aktiv gestaltet, d. h., man bewegt sich auch in der Pause. Da somit eine kontinuierliche Belastung auf ständig wechselnden Niveaus vorliegt, stellt das Fahrtspiel eine Art variable Dauermethode dar und wird in der Trainingslehre auch als solche bezeichnet (vgl. Zintl, 1997). Das Fahrtspiel eignet sich hervorragend, um eine komplexe Ausdauerleistungsfähigkeit, d. h. sowohl Adaptationen im Bereich des Herz-Kreislauf-Systems als auch im Bereich des Stoffwechsels und der muskulären Energiebereitstellung, herauszubilden.

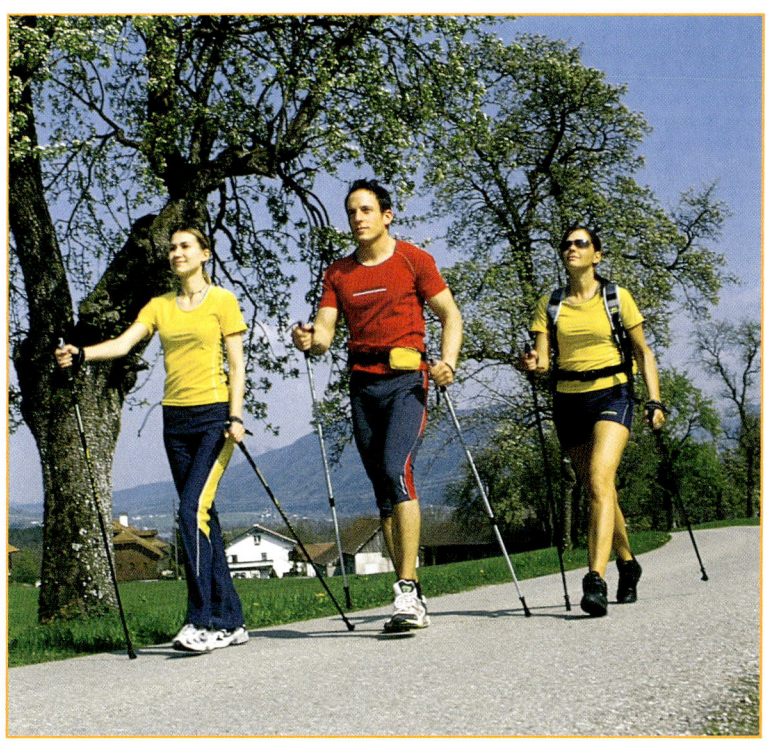

7.4 Dehnen

Die Dehnung der Muskulatur sollte bei keiner Nordic Walking-Trainingseinheit fehlen und sollte möglichst beim Warm-up und beim Cool down durchgeführt werden. Dabei dienen die Nordic Walking-Stöcke als effizientes Trainingsgerät sowohl für die Dehnung als auch für die Kräftigung.

Das Dehnen gehört zum Aufwärmen und sollte immer nach dem Einlaufen erfolgen, da so die zu dehnende Muskulatur bereits besser durchblutet ist. Eine wesentliche Funktion des Dehnens liegt in der Verletzungsprophylaxe, d. h., es wird Verletzungen wie Zerrungen vorgebeugt. Dehnen verringert aber nicht nur die Verletzungsgefahr, sondern es führt zum anderen auch dazu, „dass man den folgenden Sport flüssiger, harmonischer und mit einer höheren Belastung beginnen kann" (vgl. Birkner & Roschinsky, 2003). Zu den positiven Wirkungen eines regelmäßig durchgeführten Dehnens zählen:

▶ Verletzungsprophylaxe.
▶ Erhöhte muskuläre Belastbarkeit.
▶ Vergrößerung der Muskellänge.
▶ Bessere Durchblutung des Muskels.
▶ Lösung von Verspannungen.
▶ Beschleunigte Regeneration.
▶ Verringerte Gelenkbelastung.
▶ Ausgleich und Vermeidung muskulärer Dysbalancen.

Der Sportler soll dabei den betreffenden Muskel langsam bis zu einem Spannungsgefühl dehnen und beim Warm-up nach subjektivem Empfinden ca. 10-12 Sekunden lang halten, bis das Spannungsgefühl im Muskel spürbar abnimmt. In der Phase des

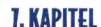

Cool downs fällt die Dehnungsdauer der einzelnen Muskelgruppen mit ca. 20-30 Sekunden deutlich länger aus. Dabei sollte er die folgenden Grundsätze beachten:

▶ Konzentration auf den zu dehnenden Muskel.
▶ Nicht nachfedern, zerren oder wippen.
▶ Ruhig weiteratmen.
▶ Langsam und kontinuierlich dehnen.
▶ Jegliches Schmerzgefühl vermeiden.
▶ Die Haltung langsam lösen.
▶ Möglichst in einer bestimmten Reihenfolge dehnen (z. B. von oben nach unten).
▶ Eventuell zwei Wiederholungen.

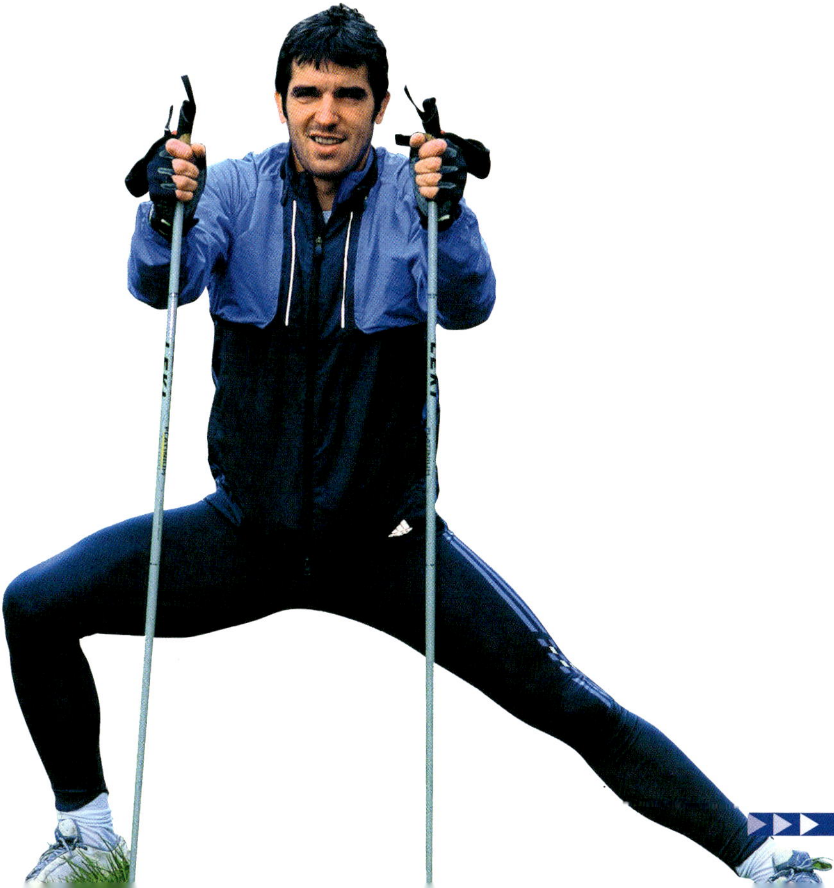

Beim Nordic Walking sollten neben der Muskulatur des Schultergürtels, der Brustmuskulatur und der seitlichen Rumpfmuskulatur vor allem die großen Muskelgruppen der unteren Extremitäten gedehnt werden. Die folgenden Übungen umfassen ein Nordic Walking-Dehnungsprogramm, das möglichst vor und nach dem eigentlichen Nordic Walking durchgeführt werden sollte.

Muskelkater

Der Mensch besitzt mehr als 400 Skelettmuskeln, deren Bewegungen über die Sehnen auf Knochen und Gelenke übertragen werden. Muskeln können enorme Kräfte aushalten, allerdings nur dann, wenn sie regelmäßig belastet und trainiert werden. So klagen Sportanfänger und Wiedereinsteiger meist 1-2 Tage nach ihren ersten Trainingseinheiten häufig über Muskelkater.

Dabei ist Muskelkater ein klares Zeichen von Überlastung und Überanstrengung. So wird Muskelkater nicht, wie lange vermutet, durch die Anreicherung von Laktat verursacht, sondern es handelt sich vielmehr um Mikroverletzungen der Muskulatur auf Grund zu intensiver Belastung. Vorbeugende Maßnahmen gegen Muskelkater sind:

▶ Ein- und Auslaufen.
▶ Regelmäßiges sportliches Training.
▶ Untrainierte Muskulatur nicht sofort übermäßig stark bzw. lang beanspruchen.
▶ Intensität und Umfang nur langsam steigern.
▶ Einreiben mit durchblutungsfördernden Muskelölen vor einer sportlichen Betätigung.

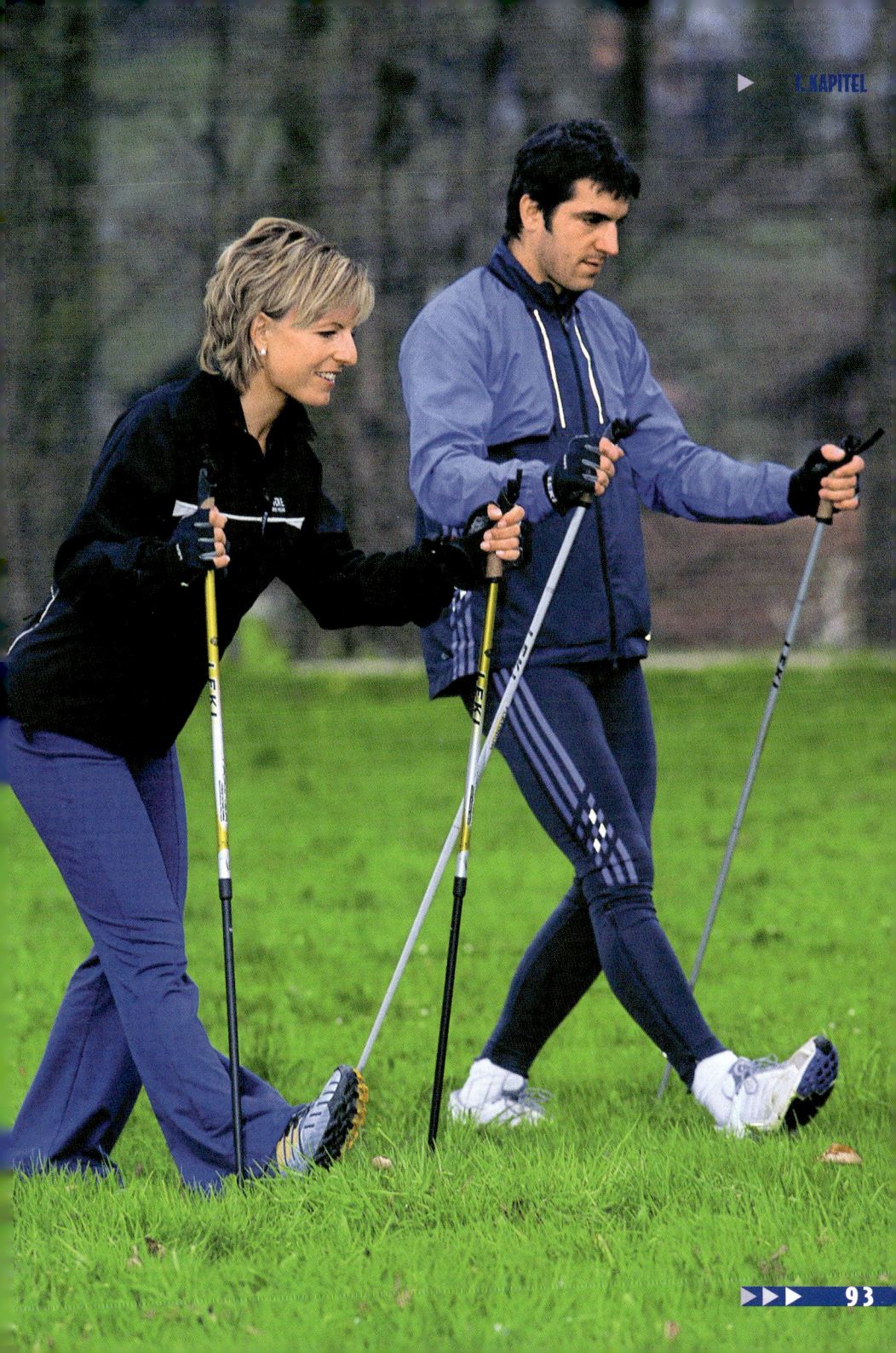

Seitliche Halsmuskulatur

Ziehen Sie den Kopf mithilfe der Hand vorsichtig leicht zur Seite. Dabei wird die andere Hand Richtung Boden gedrückt. Die Schulter wird bei dieser Übung nicht bewegt und der Rücken bleibt gerade. Den Kopf leicht senken und seitwärts neigen.

Schultergürtel

Um die Muskulatur im Bereich des Schultergürtels zu dehnen, werden beide Stöcke hinter dem Gesäß gehalten. Nun werden die Stöcke mit gestreckten Armen nach hinten oben gezogen. Je beweglicher man im Schulterbereich ist, desto enger sollten die Stöcke gegriffen werden.

Schultermuskulatur und hintere Oberarmmuskulatur

Um gleichzeitig die Schulter- und die hintere Oberarmmuskulatur zu dehnen, nimmt man eine schulterbreite, parallele Stellung ein und greift mit beiden Händen einen senkrecht gehaltenen Stock hinter dem Rücken. Die obere und die untere Hand nähern sich nun so weit wie möglich an. Während der obere Arm vorerst passiv bleibt, zieht die untere Hand den Stock etwas nach unten. Somit wird zunächst der obere Arm gedehnt. Dann wird gewechselt und die obere Hand zieht den Stock nach oben und löst einen Dehnungsreiz im unteren Arm aus. Eine zu starke Hohlkreuzhaltung sollte bei dieser Übung unbedingt vermieden werden.

Brustmuskulatur
Greifen Sie beide Stöcke jeweils an den Enden. Je beweglicher Sie sind, desto enger sollten Sie greifen. Nun werden die Stöcke mit möglichst gestreckten Armen nach hinten oben bis hinter den Kopf geführt, bis Sie einen Dehnungsreiz im Brustbereich spüren.

Seitliche Rumpfmuskulatur
Fassen Sie die Stöcke etwa schulterbreit und strecken die Arme nach hinten oben. Führen Sie nun die Arme gestreckt zur Seite und spannen den Bauch dabei leicht an.

Vordere Oberschenkelmuskulatur
Der Sportler steht entspannt, aber mit gutem Halt, auf einem Bein. Zur besseren Balance stützt er sich mit einem Arm auf beiden Stöcken auf. Die andere Hand umfasst den freien Fuß am Knöchel und zieht den Unterschenkel langsam, möglichst so weit nach oben, bis die Ferse das Gesäß berührt. Dabei ist eine zu starke Hohlkreuzhaltung unbedingt zu vermeiden, indem man die Bauchmuskulatur anspannt, was eine Beckenaufrichtung zur Folge hat.

Hüftbeugemuskulatur
Machen Sie einen weiten Ausfallschritt und stützen Sie sich vor dem Körper seitlich mit den Stöcken ab. Der Oberkörper bleibt aufgerichtet und der Fuß des hinteren, gestreckten Beins hat nur mit dem Fußballen Bodenkontakt. Das Becken wird nun schräg nach vorne unten gedrückt, bis eine Dehnwirkung in der Leiste zu spüren ist.

Hintere Oberschenkelmuskulatur
Die hintere Oberschenkelmuskulatur wird gedehnt, indem man zunächst eine leichte Schrittstellung mit gestreckten Beinen einnimmt. Nun fassen Sie die Stöcke etwas mehr als schulter-

breit und beugen den Oberkörper bei geradem Rücken nach vorne, bis Sie an der Oberschenkelrückseite des vorderen Beins ein leichtes Ziehen verspüren.

Oberschenkelinnenseite bzw. Adduktorenmuskulatur

Zur Dehnung der inneren Oberschenkelmuskulatur bzw. Adduktorenmuskulatur versucht der Sportler, durch einen Ausfallschritt zur Seite das abgespreizte Bein durchzustrecken, während das andere Bein im Knie leicht gebeugt ist. Die Füße sind parallel und zeigen nach vorne. Um den Dehnreiz zu verstärken, kann man das Knie weiter beugen (Vorsicht bei Kniebeschwerden). Zur besseren Balance stützt man sich am besten mit beiden Armen auf den Stöcken auf.

Wadenmuskulatur (kurze, innere Wadenmuskeln)

Die Ausgangsposition dieser Dehnungsübung ist eine Schrittstellung von ca. 0,5 m. Der Oberkörper ist bei geradem Rücken nach vorne geneigt und wird gegen die beiden Stöcke gestützt. Dabei zeigen die Fußspitzen parallel nach vorne, wobei die Ferse des hinteren gestreckten Beins fest auf den Boden gedrückt ist. Die Belastung liegt auf dem hinteren Bein. Indem nun das Knie des hinteren Beins nach vorn unten geschoben wird, baut sich ein Spannungsgefühl, insbesondere im unteren Bereich der Wade, auf.

Wadenmuskulatur (lange, äußere Wadenmuskeln)

Im Vergleich zur vorherigen Übung wird die Schrittstellung etwas vergrößert. Auch hier zeigen die Fußspitzen parallel nach vorne, wobei die Ferse des hinteren Beins fest auf den Boden gedrückt bleibt. Der Sportler lehnt sich nun nach vorne gegen die Stöcke und schiebt die Hüfte leicht nach vorne, wobei das hintere Bein gestreckt bleibt. Die Dehnung sollte im oberen Bereich der Wade und in der Kniekehle zu spüren sein.

7.5 Warm-up

Auch für das Nordic Walking besitzt die klassische Dreiteilung des Trainingsprozesses in die Phasen Warm-up, Workout und Cool down ihre Gültigkeit. Je nach Fitness- bzw. Gesundheitszustand des Einzelnen variieren die zeitlichen Umfänge deutlich. Trotz einer relativ geringen Verletzungsgefahr ist das Warm-up hier für den Nordic Walker ein absolutes „Muss". So steht zu Beginn jeder Trainingseinheit immer ein spezielles Aufwärmprogramm.

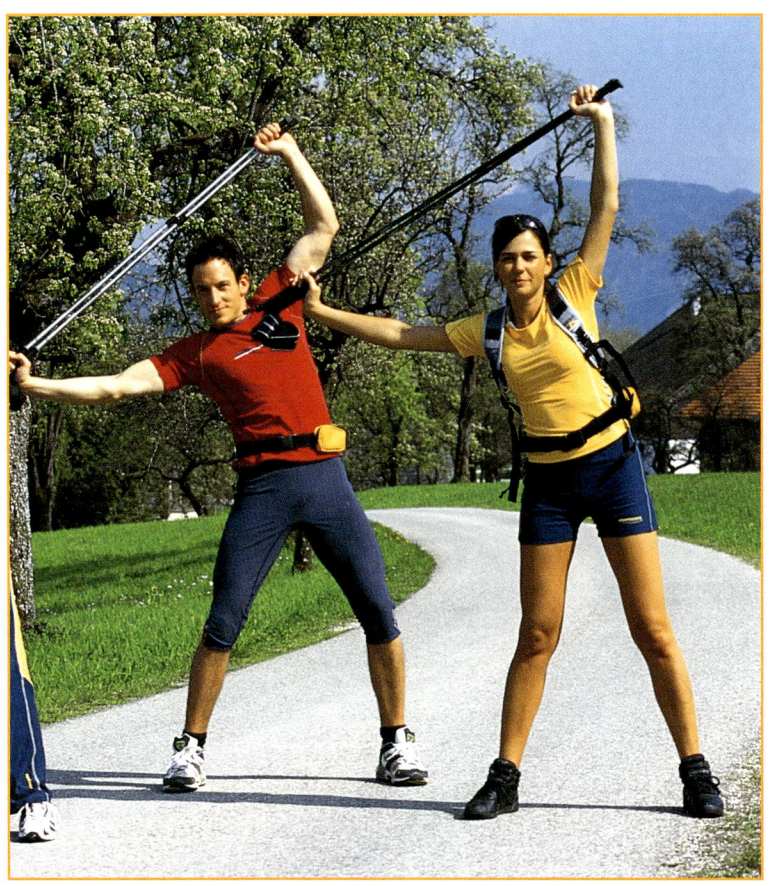

Die Effekte des Warm-ups sind vielfältig. So wird durch ein konzentriert durchgeführtes und gut aufeinander aufgebautes Warm-up der Stoffwechsel angeregt, wodurch sich wiederum die Körpertemperatur erhöht, das Herz-Kreislauf- und Atemsystem aktiviert und die zu beanspruchende Muskulatur auf Betriebstemperatur gebracht wird. Der gesamte Körper wird also aus physiologischer Sicht auf die bevorstehende Belastung vorbereitet. Somit verringert sich zum einen die Gefahr von Verletzungen, wie Zerrungen oder auch Muskelkater, und zum anderen wächst vor allem die physische Leistungsfähigkeit des Sportlers.

Das Warm-up beim Nordic Walking lässt sich in eine Einlauf- und Dehnphase unterteilen. Dabei dient das Einlaufen der Aktivierung des Herz-Kreislauf-Systems, das Dehnen der allgemeinen Mobilisation und der Verletzungsprophylaxe sowie der Leistungssteigerung der zu beanspruchenden Muskulatur. Außerdem können in das Warm-up Kräftigungsübungen integriert werden, um ganz gezielt eventuelle Schwachstellen der Muskulatur auszugleichen.

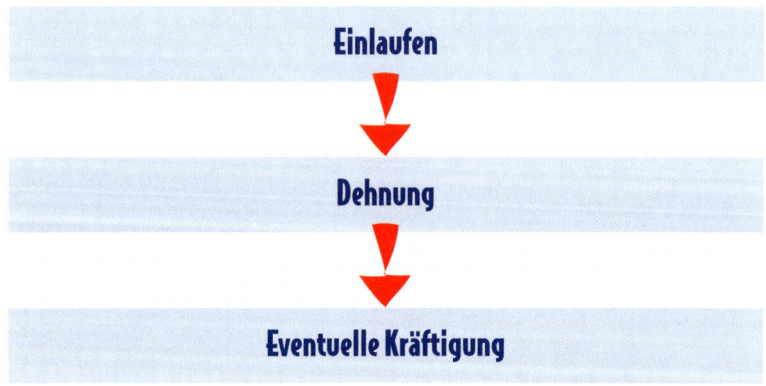

Abb. 4: Inhalte des Warm-ups beim Nordic Walking

Das Einlaufen sollte immer zu Beginn des Warm-ups, also vor dem Dehnen, durchgeführt werden, da eine aufgewärmte und gut durchblutete Muskulatur auch besser gedehnt werden kann.

Die Belastungsintensität beim Einlaufen ist während des Warm-ups niedrig (50-60 %), sollte aber auch innerhalb dieser Trainingsphase langsam gesteigert werden. Die Dauer beträgt im Allgemeinen 3-7 Minuten. Die Dauer des gesamten Warm-ups sollte, je nach Zielgruppe und in Abhängigkeit von der darauf folgenden Belastungsintensität und den äußeren Bedingungen (z. B. niedrige Temperaturen), mindestens 15-20 Minuten betragen.

Neben den positiven Effekten des Warm-ups auf die physische Leistungsfähigkeit werden aber auch positive Effekte im psychischen und sozialen Bereich erzielt. So erhöht z. B. ein langsames Einlaufen oder ein entspannendes Dehnungsprogramm die psychische Leistungsbereitschaft und die Motivation für das anstehende Training. Der Sportler gewöhnt sich immer wieder von neuem an sein Sportgerät und ist motiviert für die folgende Belastung. Infolge der Bewegung miteinander und bei einem Smalltalk in der Pause lernen die Sportler sich untereinander besser kennen und gewöhnen sich aneinander. Zusammenfassend kann also hier von einem psychophysisch-sozialen Warm-up gesprochen werden, wobei sich die einzelnen Bereiche gegenseitig beeinflussen.

7.6 Cool down

Nach dem Training beginnt für den Sportler die Phase des Cool downs. Die Funktion des Abwärmens liegt in der beschleunigten Regeneration, dem Vorbeugen von Muskelkater und in der Prophylaxe von Langzeitschäden (z. B. muskuläre Dysbalancen, Fehlstellungen). Dabei kann man in Maßnahmen des Cool downs unterscheiden, welche direkt im Anschluss an das Training stattfinden oder erst einige Zeit später. Zu den Maßnahmen, welche unmittelbar nach der sportlichen Belastung durchgeführt werden, zählen das Auslaufen und das Dehnen. Außer diesen existieren zusätzliche Formen des Cool downs, welche die Regeneration nach einem intensiven Training verbessern. Dazu zählen z. B. Massage, Aquarelaxation, Sauna und Psycho-regulationstechniken, wie z. B. die progressive Muskelentspan-nung und das autogene Training.

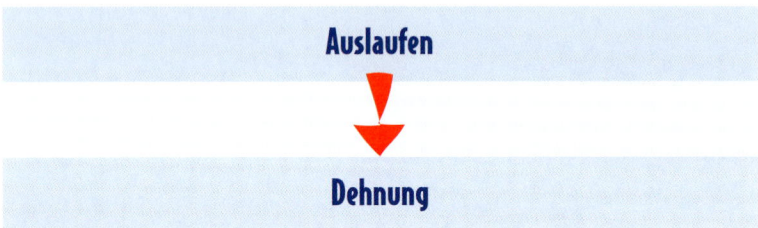

Auslaufen

Dehnung

Abb. 5: Inhalte des Cool downs beim Nordic Walking

Auf ein unmittelbar an das Training anschließendes Cool down (z. B. lockeres Gehen und Dehnen der beanspruchten Muskula-tur) sollte auf keinen Fall verzichtet werden. Der zeitliche Um-fang des Cool downs hängt von der Dauer und der Intensität der vorherigen Belastung im Workout ab. So dauert die Phase des Cool downs im Freizeitsport meist nur 10-15 Minuten.

Das Auslaufen sollte ganz bewusst locker, langsam und ent-spannt verlaufen. Es fördert den Abtransport von Stoffwechsel-produkten (z. B. Laktat = das Salz der Milchsäure) aus dem zuvor beanspruchten Muskelgewebe. Dabei wird eine gute Durchblutung der Muskulatur bei niedriger Beanspruchung auf-rechterhalten. Die Dauer variiert von einigen Minuten bis zu 10 Minuten nach sehr langen und intensiven Belastungen.

So, wie zu Beginn des Trainings, sollten auch in der Phase des Cool downs die am meisten belasteten Muskelgruppen gedehnt werden, wobei allerdings die Dehnungsdauer der einzelnen Muskelgruppen mit ca. 20-30 Sekunden deutlich länger ist.

Steht genügend Zeit zur Verfügung, sollten die am stärksten belasteten Muskelgruppen ein zweites Mal gedehnt werden. Zusätzlich sollte die Muskulatur aber auch durch Ausschütteln gelockert werden. Insbesondere die stark beanspruchte Beinmuskulatur lässt sich in einer entspannten Rückenlage gut ausschütteln.

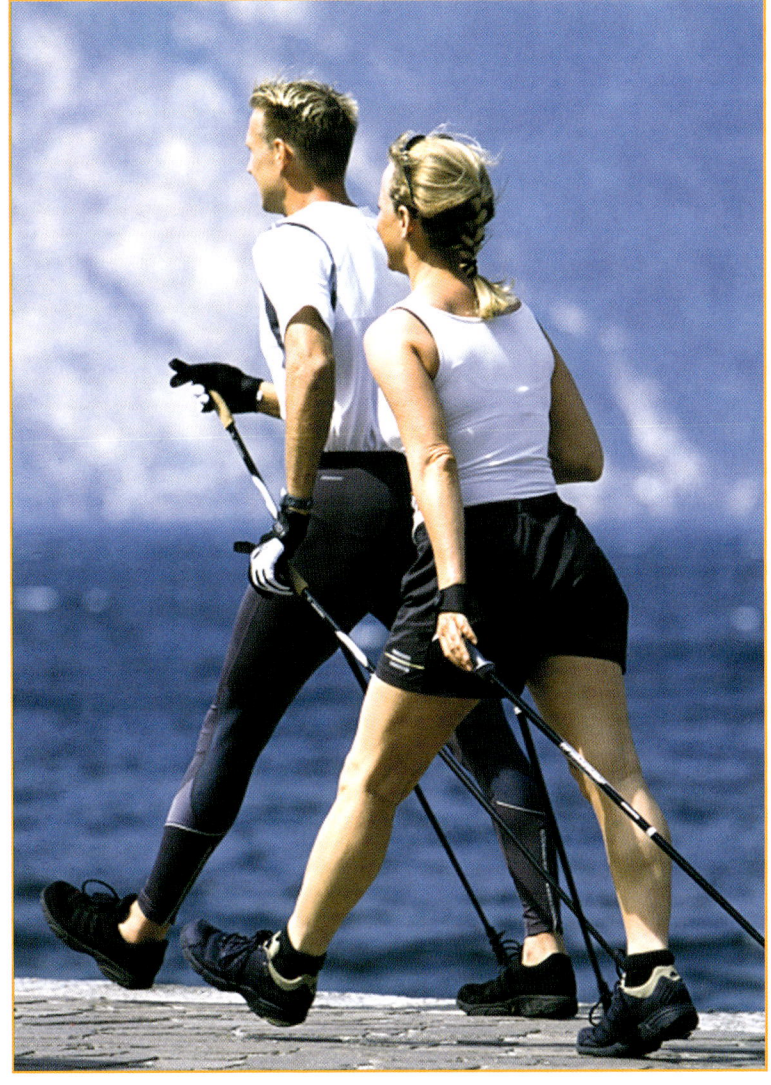

7.7 Herzfrequenzzonen

Es gibt verschiedene Herzfrequenzzonen, in denen man trainieren kann. Dabei sind die Einteilungen und Bezeichnungen nicht immer einheitlich. In den meisten Fällen werden jedoch fünf Zonen mit derselben prozentualen Abstufung vorgegeben. Die meisten Anfänger und alle unerfahrenen Freizeitsportler wählen zu Beginn eine zu hohe Belastung. Auf diese Art und Weise findet

Tab. 21: Herzfrequenzzonen

Nr.	Name	Maximale Herzfrequenz (MHF)
Zone 1	Gesundheits-zone	50-60 %
Zone 2	Fett-verbrennungszone	60-70 %
Zone 3	Aerobe Zone	70-80 %
Zone 4	Anaerobe Schwellenzone	80-90 %
Zone 5	Rote Zone	90-100 %

langfristig keine Leistungssteigerung statt und es können durch Überbeanspruchung sogar Verletzungen auftreten.

Wer z. B. durch Nordic Walking-Training sein Gewicht reduzieren und Fett abbauen will, der trainiert am besten die meiste Zeit in der Fettverbrennungszone (60-70 % der maximalen Herzfrequenz). Sobald man beim Training in die aerobe Zone kommt und bleibt, werden prozentual mehr Kohlenhydrate verbraucht. Trainiert man lang und ausdauernd in der Fettverbrennungszone und achtet zudem noch auf eine fettarme Ernährung, ist der Körper gezwungen, an seine (Fett-)Reserven zu gehen.

Trainingsschwerpunkt

- Stabilisierung des Herz-Kreislauf-Systems.
- Ideal für Anfänger.

- Verbesserung des Herz-Kreislauf-Systems.
- Der Körper verbraucht mehr Fette als Kohlenhydrate.

- Verbesserung von Atmung und Kreislauf.
- Optimal zur Steigerung der Ausdauer (aerobes Training).
- Es werden mehr Kohlenhydrate als Fette verbrannt.

- Training für Leistungssportler.
- Der Sauerstoffbedarf kann nicht mehr gedeckt werden (anaerobes Training).
- Verschiebung der anaeroben Schwelle nach oben.

- Nur für Hochleistungssportler.
- Für Freizeitsportler äußerst gefährlich (Herz).

Steady State

Beim Nordic Walking sollte man seine Belastungsintensität so wählen, dass eine aerobe Energiebereitstellung gewährleistet ist. Nur so befinden sich Sauerstoffaufnahme und Sauerstoffverbrauch im Gleichgewicht bzw. im *Steady State*. Beim *scheinbaren Steady State* liegt, wie der Name schon sagt, nur ein scheinbares Gleichgewicht vor. Der Sauerstoffverbrauch ist hier etwas größer als der zugeführte Sauerstoffbetrag und es kommt so zu einer geringen Sauerstoffschuld.

7.8 Der optimale Trainingspuls

Zur Berechnung des optimalen Trainingspulses für die verschiedenen Trainingsformen gibt es eine Reihe von verschiedenen Formeln. Pauschalformeln für die Pulsfrequenz besitzen den Nachteil, dass sie das individuelle Pulsverhalten des Einzelnen nicht berücksichtigen. Solche Formeln geben dem Sportler also nur einen groben Anhaltspunkt. Das bedeutet, dass keine der in der sportwissenschaftlichen Literatur verfügbaren Pulsfrequenzformeln den individuellen Besonderheiten (Alter, Trainingszustand, Ruhepuls, Maximalpuls, Tagesform) voll gerecht werden.

▶ Trimming 130.
▶ Herzfrequenz = 180 – Lebensalter (Baum & Hollmann-Formel).
▶ Herzfrequenz = 170 – 1/2 Lebensalter ± 10 Schläge/min (Smith & Israel-Formel).

Komplexere Formeln, wie die Karvonen-Formel oder die Formel von Lagerstrøm & Graf, schließen auch die altersabhängige maximale Herzfrequenz und den individuellen, trainingsbedingten Ruhepuls in ihre Berechnung mit ein. Beide kommen zu ganz ähnlichen Ergebnissen. Die Lagerstrøm & Graf-Formel lautet:

Belastungspuls =
Ruhepuls + [(Maximalpuls – Lebensalter – Ruhepuls) x
Intensität %]

Der Maximalpuls sollte, wenn möglich, über eine vorherige Belastungsuntersuchung festgestellt oder ermittelt werden. Eine solche Untersuchung stellt bereits das normale Belastungs-EKG beim Hausarzt dar, sodass eventuell darauf zurückgegriffen werden kann. Ist dies nicht der Fall, kann der Maximalpuls aber ebenso theoretisch über folgende Formel ermittelt werden, wobei dies nur als grobe Annäherung für den Maximalpuls zu verstehen ist:

> ▶   Maximalpuls = 220 – Lebensalter für Männer
> ▶   Maximalpuls = 226 – Lebensalter für Frauen.

Den Ruhepuls (Herzfrequenz bei absoluter Ruhe) misst man am besten morgens im Bett. Einige Minuten später nach dem Aufstehen ist die Pulsfrequenz bereits erhöht.

Wer sein Körperfett reduzieren will, der trainiert am besten in der Fettverbrennungszone (60-70 % der maximalen Herzfrequenz). Nach der Lagerstrøm & Graf-Formel lässt sich der optimale Pulsfrequenztrainingsbereich wie folgt errechnen:

Eine 36-jährige Frau hat einen Ruhepuls von 70 Schl./min. Ihr errechneter Maximalpuls (226 – Lebensalter = Maximalpuls) beträgt 190 Schl./min. Von diesem Maximalpuls zieht sie ihren

Ruhepuls von 70 Schl./min ab und erhält einen Wert von 120 Schl./min. Dieser Wert wird dann mit 60 (untere Grenze der Fettverbrennungszone) bzw. mit 70 % (obere Grenze der Fettverbrennungszone) multipliziert und jeweils wieder zum Ruhepuls hinzuaddiert.

Beispiel 1
(36-jährige Breitensportlerin)

226 – 36 = 190 (maximale Herzfrequenz)
190 – 70 (Ruhepuls) = 120

120 x 60 (%) = 72
120 x 70 (%) = 84

70 (Ruhepuls) + 72 = 142
70 (Ruhepuls) + 84 = 154

Der empfohlene Trainingspuls liegt also zwischen **142-154 Schlägen/min**.

Beispiel 2
(60-jähriger Breitensportler)

220 – 60 = 160 (maximale Herzfrequenz)
160 – 80 (Ruhepuls) = 80

80 x 60 (%) = 48
80 x 70 (%) = 56

80 (Ruhepuls) + 48 = 128
80 (Ruhepuls) + 56 = 136

Der empfohlene Trainingspuls liegt also zwischen **128-136 Schlägen/min**.

7.9 Herzfrequenzmessgeräte

Zur ständigen Kontrolle der Pulsfrequenz bieten sich beim Nordic Walking die auf dem Markt erhältlichen und leicht handhabbaren Herzfrequenzmessgeräte an. Bei der nicht apparativen Messung des Pulses nach der Belastung muss berücksichtigt werden, dass Handmessungen den realen Belastungspuls unterschätzen. So liegt der Belastungspuls, insbesondere, wenn nicht während, sondern nach der Belastung gemessen wird, um bis zu 10 Schl./min höher (vgl. Neumann, 1993). Wer trotzdem durch Tasten an der Halsschlagader (Carotispuls) oder am Handgelenk (Radialispuls) seine Herzfrequenz ermitteln will, sollte dies immer direkt nach der Belastung und mit der gleichen Messdauer (10 Sekunden) tun, da ansonsten seine Ergebnisse nicht vergleichbar sind.

Wer sich beim Nordic Walking zu den Breitensportlern oder Sport(wieder-)einsteigern zählt, und das sind beim Nordic Walking weit mehr als die Hälfte, oder zu einer speziellen Zielgruppe, wie z. B. Personen mit Herzkreislauf-, Knie- oder Rückenproblemen, Diabetiker oder Osteoporosepatienten, für den ist die Herzfrequenzmessung mit einem Herzfrequenzmessgerät in jedem Falle sehr sinnvoll. Sie lernen dadurch Ihren Körper und die Reaktionen auf verschiedene Belastungsreize kennen und vermeiden eventuelle negative Überbelastungen. Neben der Herzfrequenz lassen sich auch Kalorienverbrauch und Fitnesszustand kontrollieren.

Im Leistungssport ist die Herzfrequenzmessung seit Jahren als Steuergröße unverzichtbar. Bereits in den 90er Jahren wurde die kabellose Herzfrequenzmessung im Fitness- und Wellnessbereich sukzessive mehr und mehr eingesetzt. Dabei fand verstärkt herzfrequenzgesteuertes Kardiotraining statt und man versuchte zunehmend, die Herzfrequenzmessung in Aerobicstunden zu integrieren. Einhergehend mit dem Siegeszug des Spinnings® ist die Herzfrequenzmessung im Studio, bei Läufern und bei Walkern alltäglich geworden. Die neuesten Forschungsergebnisse – umgesetzt in neue Technologien (z. B. OwnZone®-Messung von *Polar*) – ermöglichen ganz einfach eine individuelle und sportartspezifische Trainingssteuerung.

Herzfrequenzvariabilität als neue Mess- und Steuergröße im Herz-Kreislauf-Training

Die Herzfrequenz – quantitative Arbeit des Herzens

Die Herzfrequenz zeigt in Ruhe, bei submaximaler und maximaler Belastung und in der Erholungsphase Beziehungen zur Belastungsintensität, zum Belastungsumfang und zur Leistungsfähigkeit des Herz-Kreislauf-Systems und der Muskulatur an. Deshalb ist sie als Prüf- und Steuerparameter bei Ausdauersportarten von großem Interesse (Hottenrott, 1993, S. 12). Die Herzfrequenzmessung kann als leistungsdiagnostisches, belastungsmessendes, erholungssteuerndes und gesundheitsüberwachendes Instrument eingesetzt werden (Hottenrott, 1993, S. 13; Hottenrott, 2002).

Die Herzfrequenzvariation – qualitative Arbeit des Herzens

Die Herzfrequenz/Minute sagt nichts über die Länge, den Längenunterschied sowie die Anordnung der einzelnen Herzperioden aus. In Ruhe und nach einer Belastung unterliegen die Herzaktionen größeren zeitlichen Schwankungen. Wir sprechen von der Herzfrequenzvariation oder Herzfrequenzvariabilität. Diese kann man als die *Qualitätsarbeit des Herzens* bezeichnen (ablesbar am EKG).

Beispiel: Bei einer Ruheherzfrequenz von 60 Schlägen/Minute müsste theoretisch jede Sekunde (alle 1.000 ms) ein Herzschlag folgen. Bei einem gesunden Herzen werden jedoch Abweichungen in Millisekunden festgestellt.

Die Herzfrequenzvariation wird seit längerem in der medizinischen Diagnostik, zum Beispiel in der Kardiologie, zur Risikoabschätzung bei Herzrhythmusstörungen, in der Pharmakologie zur Überprüfung der Wirksamkeit von Medikamenten für das Herz-Kreislauf-System oder in der Psychologie und Arbeitsmedizin zur Stressdiagnostik genutzt.

Zum ersten Mal wurde sie zur Trainingssteuerung herangezo-
gen, als *Polar* 1995 die R-R-Intervall (Beat to Beat)-Aufzeichnung
im Modell V*antage*® möglich gemacht hat.

Einflussfaktoren auf die Herzfrequenzvariation
Die Herzfrequenzvariation stellt einen sehr „feinfühligen"
Parameter dar. Einflüsse auf die Herzfrequenzvariation üben
aus:

> ▶ Das vegetative Nervensystem.
> ▶ Die Tageszeit (zirkadianer Rhythmus).
> ▶ Das Lebensalter (hohe Werte bei Kindern, Abnahme bei
>   zunehmendem Alter).
> ▶ Interindividuelle Unterschiede (genetischer Einfluss).
> ▶ Der psychophysische Stress, die mentale Anspannung.
> ▶ Erkrankungen.
> ▶ Die körperliche Belastung.

Die Messung der Variation bezieht also auch die die Belastungs-
herzfrequenz betreffenden Einflüsse mit ein, wie z. B. stressiger
Arbeitstag, Infekte, Trainingszustand. So ist eine individuelle
Zielzonenbestimmung mittels Variation möglich.

**Bedeutung der Herzfrequenzvariation für die Trainings-
steuerung**
Die OwnZone®-Funktion basiert auf der Messung der Herzfrequenzvariation während körperlicher Aktivität. Sie errechnet
automatisch das effektive und sichere Intensitätslevel für das
Training. Die persönliche Herzfrequenzzielzone wird während
einer 10-minütigen Aufwärmphase ermittelt. Die OwnZone®
entspricht ca. 65 % der maximalen Herzfrequenz. Die Beobach-
tung der OwnZone® ermöglicht somit ein gesundheitsorientiertes Training im aeroben Bereich.

Für die Praxis bedeutet OwnZone®/Herzfrequenzvariation Folgendes: Mit diesem Parameter ist eine individuelle, tages- form- und sportartabhängige Bestimmung der Trainingszone möglich. Im Warm-up wird bei steigender Herzfrequenz die Herzfrequenzvariation in ms gemessen. Die Variabilität nimmt ab und erreicht bei Beginn des aeroben Trainingsbereichs (ca. 65 % der maximalen Leistungsfähigkeit) ein Plateau. Es wird somit der untere Herzfrequenzwert angegeben, der den Beginn des aeroben Trainingsbereichs widerspiegelt. Diese Messme- thode kann bei jedem Aufwärmtraining eingesetzt werden und dauert maximal 10 Minuten. Es gibt bereits in 23 OwnZone®- Zentren landesweit Kurse, die mit diesem Prinzip arbeiten und eine individuelle Trainingssteuerung ermöglichen.

Von links nach rechts:
▶ Die A-Serie von Polar – für Trainingseinsteiger und Gesund- heitsorientierte.
▶ Die M-Serie von Polar – für Fitnessorientierte.
▶ Die S-Serie von Polar – für Profis.

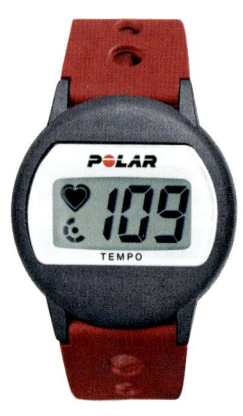
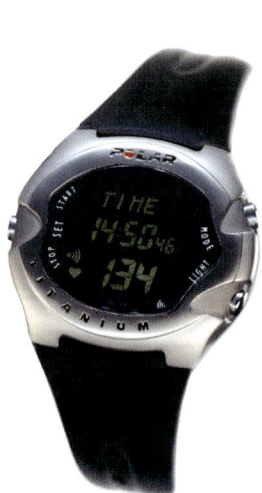
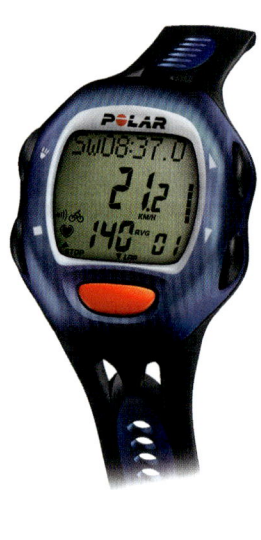

8. KAPITEL

NORDIC WALKING FÜR BESTIMMTE ZIELGRUPPEN

Nordic Walking ist in erster Linie eine Trainingsform zur Verbesserung der allgemeinen aeroben Grundlagenausdauer und der Kraftausdauer. Als gelenkschonende Lowimpactsportform eignet sich Nordic Walking besonders für Personen mit Gelenkproblemen sowie für übergewichtige Personen und ist für diese Zielgruppen eindeutig dem Jogging vorzuziehen. Da die Belastungsintensität beim Nordic Walking jedoch optimal und individuell dosierbar ist, kann diese Sportart von nahezu jedermann praktiziert werden: Gleichgültig, ob für Übergewichtige, Sportanfänger, Wiedereinsteiger, Läufer, Gesundheits- und Fitnesssportler sowie für Senioren und spezielle Zielgruppen, wie z. B. Personen mit Herz-Kreislauf-, Knie- oder Rückenproblemen, Diabetiker und Osteoporosepatienten, Nordic Walking als gelenkschonendes Ganzkörperausdauertraining tut allen gut.

Nordic Walking eignet sich also in besonderem Maße neben der großen Gruppe der Freizeit- und Breitensportler für viele Teilnehmer von speziellen Sportgruppen. Damit sind Personen gemeint, „die aufgrund ihrer gesundheitlichen und/oder individuellen und sozialen Lage ein sportliches Angebot benötigen, das auf die individuellen, gruppenspezifischen, speziellen Bedürfnisse hin ausgewählt und durchgeführt wird" (Rieder, Huber & Werle, 1996, S. 9). Alle Teilnehmer dieser speziellen Sportgruppen sollten vor dem Beginn eines Nordic Walking-Trainings ihren Arzt konsultieren, um eventuelle Kontraindikationen auszuschließen.

8.1 Personen mit Übergewicht

Die Weltgesundheitsorganisation (WHO) bezeichnet Übergewicht als das größte chronische Gesundheitsproblem. In den meisten Industrienationen ist bereits mehr als ein Drittel der Erwachsenen und jedes vierte Kind übergewichtig. Die Folgekosten für die Gesundheitssysteme gehen jährlich in die Milliarden. Übergewicht hat häufig ganz verschiedene Ursachen, wobei in den meisten Fällen mehrere Aspekte zusammenspielen und sich auch noch gegenseitig verstärken. Neben falschem Ernährungsverhalten und Bewegungsmangel zählen außerdem Alltagsstress, Gendefekte und Krankheiten zu den wichtigsten Ursachen des Übergewichts.

So, wie die Ursachen, so sind auch die Folgen von Übergewicht vielfältig und für viele Betroffene gravierend. Übergewicht verbinden die meisten zunächst mit negativen physischen bzw. physiologischen und orthopädischen Folgen. Dabei spielen die psychosozialen Folgen eine nicht weniger wichtige Rolle und wiegen für viele Betroffene noch schwerer. So ist starkes Übergewicht häufig mit geringerer Attraktivität, geringerem Selbstbewusstsein und Selbstwertgefühl und oftmals auch mit einer Abnahme der sexuellen Attraktivität in Verbindung zu sehen. Des Weiteren reduziert sich durch Übergewicht die körperliche Leistungsfähigkeit und aus orthopädischer Sicht wächst die Belastung für den gesamten Stütz- und Bewegungsapparat deutlich an. Wirbelsäulen- und Gelenkprobleme, vor allem der unteren Extremitäten, sind die Folge. Starkes Übergewicht führt häufig u. a. zu einem erhöhten Ruhepuls, Arteriosklerose, zu erhöhtem Infarktrisiko, Gicht und Verstopfung. Bei Frauen können Komplikationen bei Schwangerschaft und Geburt auftreten.

Durch Übergewicht nimmt das Blutvolumen zu und belastet das meist auch noch weniger trainierte Herz chronisch. Mit weiteren Folgekrankheiten zusammen bildet Übergewicht das so genannte tödliche Quartett, auch als *metabolisches Syndrom* bekannt. Dieses stellt die folgenden vier der fünf Hauptrisikofaktoren (Rauchen ist der fünfte Faktor) für den Herzinfarkt dar und schränkt in Kombination die Lebenserwartung ein:

- ▶ Übergewicht (Adipositas).
- ▶ Diabetes mellitus (mit erhöhter Insulinproduktion).
- ▶ Erhöhte Blutfettwerte (insbesondere Triglyzeride).
- ▶ Bluthochdruck.

Als gelenkschonende Lowimpactsportform stellt Nordic Walking für viele Übergewichtige eine der besten Sportarten zur Gewichtsreduktion dar. So ist Nordic Walking für diese Zielgruppe etwa dem Jogging oder dem Walking vorzuziehen, da auch im Vergleich zum Walking der Bewegungsapparat im Bereich der Sprung-, Knie- und Hüftgelenke um bis zu 30 % entlastet wird. Der zweite Grund, warum sich Nordic Walking gerade für diese Zielgruppe optimal zur Gewichtsreduktion eignet, besteht darin, dass bei genügender Intensität der Energiestoffwechsel in starkem Maße angeregt wird.

Außerdem erhöht sich beim Nordic Walking die Herzfrequenz um ca. 13 % und die Sauerstoffaufnahme ist sogar um bis zu 46 % besser als bei normalem Walking. Dadurch werden natürlich auch die Fettverbrennung und der Kalorienverbrauch stärker angeregt (ca. 400 Kalorien pro Stunde im Vergleich zu 280 Kalorien pro Stunde beim normalen Walking).

Ein Nordic Walking-Training zur Gewichtsreduktion sollte mindestens 3 x pro Woche durchgeführt werden, um zum einen den Arbeitsumsatz bzw. den Kalorienbedarf entsprechend zu erhöhen und um die Ausdauerleistungsfähigkeit aufrechtzuerhalten bzw. zu verbessern. Dabei sollte vor allem lange und mit niedriger Intensität trainiert werden. Als Methode der Wahl gilt daher die Dauermethode mit einer Belastung von 60-70 %. Die Belastungsdauer sollte mindestens 30-40 Minuten betragen. Besonders zu Beginn des Trainingsprozesses kann aber auch die extensive Intervallmethode eingesetzt werden. Bei Fortgeschrittenen bietet u. U. das Fahrtspiel bei relativ geringer bis zu einer mittleren Belastungsintensität eine motivierende Alternative. Übrigens erfolgt die Steigerung des Belastungsumfangs auf fettstoffwechselintensive Zeiten beim Nordic Walking relativ schnell.

8.2 Sportanfänger und Wiedereinsteiger

Nordic Walking ist eine ausgesprochen günstige Sportart für den Sportanfänger und den Wiedereinsteiger. Mehr als zwei Drittel aller Nordic Walker zählen zu diesen beiden Zielgruppen. Insbesondere die Möglichkeit der feinen Belastungsdosierung macht Nordic Walking zu einer optimalen „Anfängersportart". Wie bei jedem Anfängertraining stellt auch beim Nordic Walking zunächst die Methode der extensiven Intervalle die Methode der Wahl dar. Im Gegensatz zum Anfängertraining in fast allen anderen Sportarten kann man beim Nordic Walking allerdings sehr schnell zur Dauermethode kommen, da sich die Belastungsintervalle relativ schnell vergrößern lassen. Im Bereich des Anfängertrainings haben sich Intervallaufbauprogramme bewährt. Dabei wird versucht, die kontinuierliche Belastungsdauer durch intervallartige Belastungspausen zu erleichtern und allmählich die Pausenzeiten und -häufigkeiten zu verkürzen.

8.3 Läufer

Jogging und Nordic Walking sind zwei Sportarten, die sich ganz hervorragend ergänzen. So gilt Nordic Walking als ideale Einstiegssportart für das Laufen. Aber auch später, wenn man bereits ein deutlich höheres, konditionelles Leistungsniveau erreicht hat, lässt sich das Nordic Walking als Zusatz- bzw. Ganzkörpertraining mit einem Lauftraining kombinieren. So ergänzen sogar einige Spitzensportler ihr Lauftraining regelmäßig mit Nordic Walking. Da Läufer häufig nur über eine eingeschränkte Beweglichkeit im Bereich der Bein- und Hüftmuskulatur verfügen, sollte man vermehrt entsprechende Beweglichkeitsübungen durchführen. Für Läufer, egal welcher Leistungsklasse, kann das Nordic Walking folgende Funktionen besitzen:

> ▶ Zusatztraining.
> ▶ Ganzkörpertraining.
> ▶ Vermeidung von Überlastungsschäden.
> ▶ Regenerationstraining.
> ▶ Aufbautraining nach Verletzungen.

8.4   Personen mit orthopädischen Beschwerden

Für Personen mit orthopädischen Beschwerden am Knie- oder Hüftgelenk oder im Bereich der Wirbelsäule bietet Nordic Walking eine ideale Möglichkeit eines gesundheitsorientierten Ausdauertrainings, da durch den Einsatz der Stöcke der passive Bewegungsapparat, also vor allem auch die Knie- und Hüftgelenke, sowie der Rücken entlastet werden. Somit erscheint Nordic Walking ideal für Personen mit Vorschäden an Gelenken und Wirbelsäule und zur Rehabilitation von orthopädischen Erkrankungen (z. B. bei Knie- und Hüftproblemen). Die Trainingsintensität in dieser Zielgruppe ist sehr unterschiedlich und richtet sich zum einen nach den Beschwerden und zum anderen nach dem Leistungsstand des einzelnen Sportlers.

Bei Personen mit Rückenproblemen ist besonders auf eine exakte Laufhaltung und -technik zu achten. Fehler bei der Laufhaltung, wie etwa das zu weite Nachvornelegen des Körpers oder das zu starke Beugen im Brustwirbelbereich (Rundrücken), sollten unbedingt vermieden werden. Günstig für diese Zielgruppe ist die Durchführung von Koordinations-, Kräftigungs- und Beweglichkeitsübungen, da hier die Rückenmuskulatur vermehrt trainiert wird und Ungleichgewichte zwischen der gesamten Halte- und Bewegungsmuskulatur des Körpers (muskuläre Dysbalancen), die eine Rückenschmerzsymptomatik in hohem Maße verstärken können, abgebaut werden. Ein regelmäßiges

Nordic Walking-Training von Personen mit Rückenbeschwerden erzielt folgende Wirkungen:

▶ Kräftigung der gesamten Rumpfmuskulatur.
▶ Verbesserte Durchblutung der gesamten Oberkörpermuskulatur.
▶ Zunahme der Beweglichkeit im Bereich der Wirbelsäule.
▶ Verringerung der Muskelverspannungen und Schmerzen im Bereich des Nackens und der Schulterregion.

Im Mittelpunkt eines „Knietrainings" steht nahezu immer die Kräftigung der beteiligten Muskelgruppen (vgl. Boeckh-Behrens & Buskies, 1995). Insbesondere die Kräftigung der unteren Extremitätenmuskulatur führt zur Schmerzlinderung. Dieser Personenkreis sollte daher alle Bewegungen, die mit einer zu hohen Druckbelastung verbunden sind, wie z. B. Laufen, Sprünge, Sprints, vermeiden. Beim Nordic Walking wird insbesondere die kniegelenkstabilisierende Muskulatur auf eine gelenkschonende Weise trainiert. Da Kniebeschwerden genauso wie Rückenbeschwerden durch Ungleichgewichte zwischen Halte- und Bewegungsmuskulatur (muskuläre Dysbalancen) unterstützt werden können, sollten auch hier Kräftigungs- und Beweglichkeitsübungen nicht fehlen.

8.5 Diabetiker

Heute weist in der Bundesrepublik Deutschland ca. 4 % der Bevölkerung eine diabetische Stoffwechsellage auf, von denen nach Berg (1992, S. 289) etwa 90 % dem Typ II zuzuordnen sind. Für das Gesundheitswesen entsteht daraus eine stetig ansteigende Belastung. Daher sind insbesondere präventive und ver-

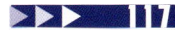

haltensbezogene Maßnahmen angezeigt, um der Zivilisations-krankheit Diabetes mellitus entgegen zu wirken. In diesem Zu-sammenhang wird der sportlichen Aktivität eine bedeutende Rolle zugeschrieben.

Sport oder auch einfach nur Bewegung ist als Bestandteil einer fortlaufenden Diabetestherapie zu sehen und trägt im Verbund mit der Diät und einer medikamentösen Einstellung zu einer wesentlichen Verbesserung des Krankheitsbildes bei. Dies bezieht sich vor allem auf die Entwicklung schwer wiegender Komplikationen, die mit Diabetes mellitus verbunden sind. Die-sen zu begegnen oder sie zumindest einzuschränken, ist das

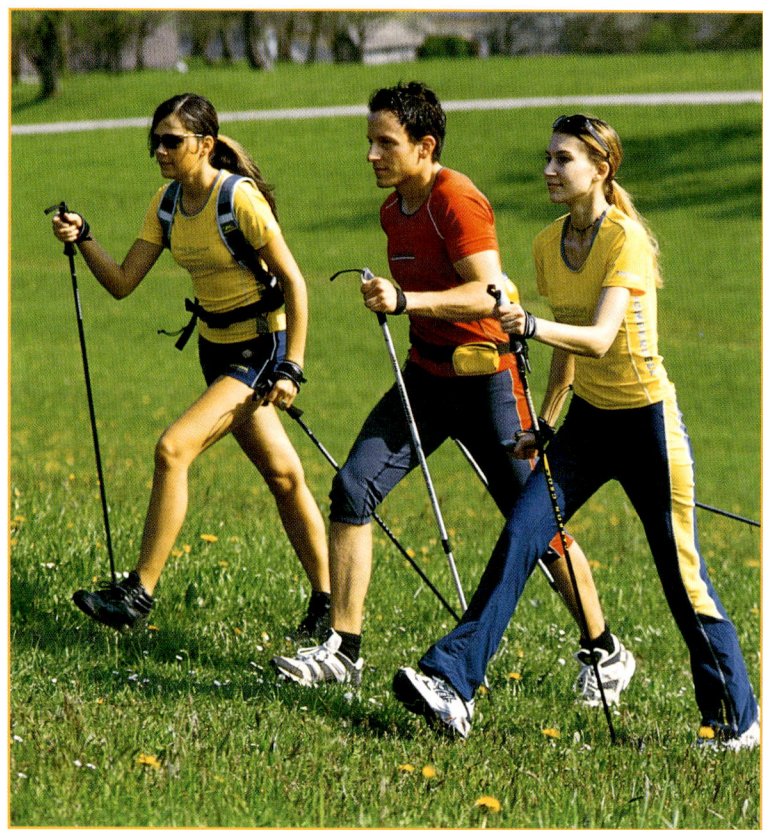

Ziel einer therapeutischen Behandlung. Besondere Bedeutung kommt hierbei dem Effekt einer langfristigen Veränderung des Lebensstils zu. Die Integration des Sports in den Lebensalltag erhöht nachweislich das Bewusstsein für den eigenen Körper, was als wichtiger Faktor angesehen werden kann, um mit der Stoffwechselkrankheit umgehen zu können.

Sportliche Betätigung gilt neben der Diät und einer medikamentösen Behandlung als eine der drei Säulen der Diabetestherapie, insbesondere für den Altersdiabetiker. Dazu eignet sich ein Ausdauertraining bei mittlerer Intensität am besten (Hackfort & Kriegel, 1997). Somit erscheint also auch Nordic Walking als ein gut dosierbares Ausdauertraining für diese Zielgruppe als sehr empfehlenswert. Um die positiven Effekte für Diabetiker wie eine erhöhte Insulinsensitivität, Senkung des Blutzuckerspiegels und damit eine Senkung des Insulinbedarfs tatsächlich zu erreichen, ist allerdings ein sehr regelmäßiges Training erforderlich. Ein Ausdauertrainingsprogramm für Diabetiker sollte immer mit einer hypokalorischen Diät und, falls notwendig, mit der Verabreichung antidiabetischer Medikamente einhergehen. Eine fach- und sportärztliche Untersuchung sollte vorausgehen. Diabetikersport darf nur von besonders geschultem Personal durchgeführt werden. Wenn möglich, sollte dabei ein Arzt anwesend sein.

Trainingshinweise für Diabetiker:

▶ Da die Intensität im mittleren Belastungsbereich liegen sollte, sind vorrangig die Dauermethode und die Methode der extensiven Intervalle zu wählen.
▶ Eine Belastungsintensität zwischen 60-70 % der Maximalbelastung erscheint ausreichend.
▶ Ein regelmäßiges Training von mindestens 3 x/Woche ist erforderlich.

8.6 Herzpatienten

Ein wesentliches Ziel von Koronarpatienten liegt in der Verbesserung der allgemeinen und kardiopulmonalen Leistungsfähigkeit. Deshalb sind individuell gut dosierbare Ausdauersportarten, wie z. B. Nordic Walking, für diese Zielgruppe besonders geeignet. Bewegungsangebote für diese Personengruppe setzen genaue Kenntnisse hinsichtlich der individuellen Belastungsfähigkeit der einzelnen Teilnehmer und Kenntnisse der Herz-Kreislauf-Reaktionen bei körperlicher Belastung voraus. Eine angemessene, individuelle Belastungsdosierung ist für diese Personengruppe von ganz entscheidender Bedeutung. So sollte die fahrradergometrisch festgelegte Sollpulsfrequenz als Grundlage dienen. Eine Rücksprache mit dem Arzt mit einer genauen Belastungsinstruktion (Sollpulsfrequenz) spielt in der Rehabilitation von Herz-Kreislauf-Patienten eine elementare bzw. überlebenswichtige Rolle.

8.7 Osteoporose

Das Knochengerüst des Menschen wird von Geburt an über die Pubertät hinaus bis zum jungen Erwachsenenalter stetig aufgebaut. Bis etwa zum 30. Lebensjahr dominiert der Knochenaufbau, während nach dem 35. Lebensjahr der Knochenabbau überwiegt. Unter **Osteoporose** versteht man eine Verminderung der Knochenmasse sowie eine poröse Knochenstruktur mit der Folge einer erhöhten Knochenbrüchigkeit. Die Osteoporose betrifft vor allem Frauen ab den Wechseljahren.

Sportliche Bewegung, wie z. B. das Nordic Walking, trainiert nicht nur die Muskulatur, sondern festigt ebenfalls die Knochenstruktur. Auch bei schon vorhandener Osteoporose kann sportliche Aktivität helfen, den Knochenabbau zu bremsen, da Kalzium bei ausreichender sportlicher Bewegung besser in die Knochen eingebaut werden kann. Neben einer Kalzium- und Vitamin D-reichen Ernährung besteht vor allem in einer regelmäßigen körperlichen Bewegung eine wichtige präventive Funktion. Die zyklischen, d. h. immer wieder gleichen Bewegungen beim Nordic Walking besitzen keine besonders hohen Druckbelastungsspitzen. Regelmäßiges Nordic Walking-Training kann zu einer Erhöhung der Knochendichte führen und ist somit ein wichtiger prophylaktischer Beitrag zur Verhinderung von Osteoporose. Wer übrigens in der Jugend ein kräftiges Knochengerüst durch Sport und gesunde Ernährung aufgebaut hat, hat im Alter ein deutlich geringeres Osteoporoserisiko. Auch für die hier beschriebene Zielgruppe ist die Rücksprache mit dem Arzt vor Beginn eines Nordic Walking-Trainings selbstverständlich.

8.8 Senioren

Alterungsvorgänge des Menschen sind gekennzeichnet durch verminderte Adaptations- und Leistungsfähigkeit. Nach Hollmann & Liesen (1986, S. 356) sind für den älteren Menschen die Sportarten optimal, die mit einem Minimum an organischer Belastung zu einem Maximum an gesundheitlich wünschenswerter Adaptation führen. Sie sollten bei geringer Laktatproduktion und geringen Blutdruckanstiegen eine möglichst große Sauerstoffaufnahme während der Belastung gewährleisten. Um dies zu erreichen, eignen sich für diese Zielgruppe insbesondere gut dosierbare und zugleich gelenkschonende Ausdauersportarten, wie z. B. Rad fahren, Wandern, Aquajogging und Nordic Walking.

Als Trainingsmethode sollten, je nach Leistungsfähigkeit, extensive Intervalle und die Dauermethode bei einer mittleren Belastungsintensität von 60-70 % (vgl. Boeckh-Behrens & Buskies, 1995, S. 94) gewählt werden. Dabei sollte die Belastungsdauer, je nach Trainingszustand, 30-40 Minuten betragen (vgl. Hollmann, & Liesen, 1986, S. 351).

Neben der Verbesserung der allgemeinen und kardiopulmonalen Leistungsfähigkeit sollten besonders im Seniorensport auch die Hauptbeanspruchungsformen Kraft, Beweglichkeit und Koordination trainiert werden, da diese grundlegende Bedeutung für eine Vielzahl von Alltagsanforderungen, wie z. B. Treppensteigen, Haarkämmen usw., besitzen. Aus diesem Grunde erscheint die gerade in dieser Zielgruppe sehr beliebte Gymnastik als besonders geeignet und sollte deshalb auch bei jeder Nordic Walking-Trainingseinheit einen entsprechend hohen Stellenwert besitzen. Übungen zur Kräftigung der großen Muskelgruppen sowie zur Erhaltung bzw. Verbesserung der Gelenkbeweglichkeit, Reaktionsübungen und Übungen zur Verbesserung des statischen und dynamischen Gleichgewichts sollten dabei im Vordergrund stehen.

Die in dieser Zielgruppe häufig verbreiteten Vorschädigungen, wie z. B. Rücken- und Kniebeschwerden, koronare Herzerkrankungen und Diabetes, sind beim Nordic Walking entsprechend zu berücksichtigen. Da das Bewegungslernen bei älteren Menschen verlangsamt ist, sollten beim Nordic Walking aus psychologischer Sicht insbesondere gesundheits- und sozialorientierte Motive wie Spaß, Fitness, Wohlbefinden und Geselligkeit angesprochen werden. Nordic Walking-Trainingseinheiten sollten deshalb auch hohe gymnastische und zum Teil spielerische Anteile beinhalten, um so der Motivstruktur dieser Altersgruppe zu entsprechen (vgl. Birkner & Roschinsky, 2003).

8.9 Gestresste

Als **Stress** wird ein in der gegenwärtigen Zeit immer häufiger auftretendes Phänomen bezeichnet, welches sich durch physische und/oder geistige Erschöpfung oder ein Gefühl der ständigen Überlastung und des Kontrollverlusts auf Grund subjektiv nicht zu bewältigender Aufgaben und Probleme auszeichnet (vgl. Röthig, 1992). Die Zusammenhänge und genauen Ursachen von Stress sowie die Beeinflussungsmöglichkeiten sind wissenschaftlich noch nicht vollständig geklärt.

Körperliche Bewegung bzw. Sport stellt ein mögliches Mittel unter vielen dar, welches sich stressreduzierend auswirken kann. Dabei spielen die mit dem Sport verbundenen Begleiterscheinungen, wie z. B. Sozialkontakte, Gruppenerleben, „Wegsein" vom Arbeitsplatz, mitunter eine bedeutendere Rolle bei der Verbesserung des Befindens bzw. einer Stressreduktion als der Sport selbst (vgl. u. a. Morgan, 1984). Es können daher zur Zeit auch keine speziellen Anweisungen gegeben werden, wie ein Sport, also z. B. das Nordic Walking, durchzuführen ist, damit er sich möglichst stressreduzierend und positiv auf das Befinden auswirkt.

Stressbegriff nach Selye (1974)

Fast jeder spricht heute von Stress und glaubt zu wissen, was damit gemeint ist. In Anlehnung an die englische Umgangssprache (stress = Druck, Belastung) verstehen die meisten unter dem Begriff *Stress* etwas, das auf den Körper einwirkt (z. B. Arbeit, Lärm, Hitze) und der Gesundheit schadet. Diese Ansicht hat allerdings wenig mit der wissenschaftlichen Definition aus Psychologie und Medizin gemeinsam.

Der wohl berühmteste Stressforscher Hans Selye hat bereits 1936 in Tierexperimenten nachgewiesen, dass unterschiedliche Reize zu denselben physiologischen Reaktionen führen. Diese Reaktionen nannte er *Stress* und definierte diesen Terminus als eine unspezifische Reaktion des Körpers auf bestimmte Umwelteinflüsse (Stressoren). Dabei wird bekanntlich zwischen einem leistungsfördernden positiven Stress, dem *Eustress*, und einem gesundheitsgefährdenden negativen Stress, dem *Disstress*, unterschieden (vgl. Miller, 1990, S. 23). Aus einem Zuviel an Eustress entsteht Disstress, wenn die Stressbelastungen einerseits zu lange anhalten und andererseits keine Erholungsphasen bzw. keine entsprechenden Muskelbetätigungen stattfinden.

Nordic Walking ist technisch verhältnismäßig einfach und schnell zu erlernen. Auf Grund dessen erfordert es nach einigen Trainingseinheiten nur noch wenig Konzentration und bietet daher die besten Möglichkeiten, sich bereits während des Walkens zu entspannen und in einem harmonischen Bewegungszustand aufzugehen (vgl. Csikszentmihalyi, 1992). Dabei sollte man die entspannende Wirkung von Nordic Walking als Outdoor- bzw. Natursportart zur Stressreduktion bewusst nutzen. So wirkt sich das gleichmäßige Atmen bei frischer Luft in einer möglichst natürlichen Landschaft psychisch wohltuend und entspannend aus. Damit sich die psychischen Vorteile des Nordic Walkings im Sinne einer Stressreduktion auswirken, sind folgende Dinge bei der Durchführung zu beachten:

▶ Die Trainingsintensität sollte eher im unteren bis mittleren Bereich liegen, d. h. zwischen 60 und 75 % der Maximalleistung.

▶ Die Belastungsdauer sollte zwar mindestens 40-50 Minuten betragen, jedoch nicht so groß sein, dass sich ein subjektives Überlastungsgefühl einstellt.

▶ Zu Beginn sollte man versuchen, während des Trainings bewusst durch den Bauch zu atmen.

Diese Empfehlungen gelten aber nur, solange man sich dabei auch wohl fühlt. Ein subjektiv positives Belastungsempfinden, d. h. das generelle Wohlfühlen bei der sportlichen Tätigkeit, ist für diesen Personenkreis wichtiger als das Erreichen bestimmter Belastungen oder das Durchführen bestimmter Übungen. Dies bedeutet, dass man das tun bzw. durchführen sollte, was einem persönlich bzw. den Kursteilnehmern, denen es hauptsächlich um eine Verringerung ihres Stresszustandes geht, Spaß macht.

Dazu können zwischendurch durchaus Einheiten mit hoher Intensität, wie z. B. intensive Intervalle gehören, auch wenn sie zunächst dem Grundsatz eher geringerer Belastungen widersprechen. Einen weitereren positiven Effekt, der das Wohlbefinden steigert, bietet das Training unter freiem Himmel. Training in der Natur wirkt auf viele, im Gegensatz zu einem Hallentraining, zusätzlich stressreduzierend.

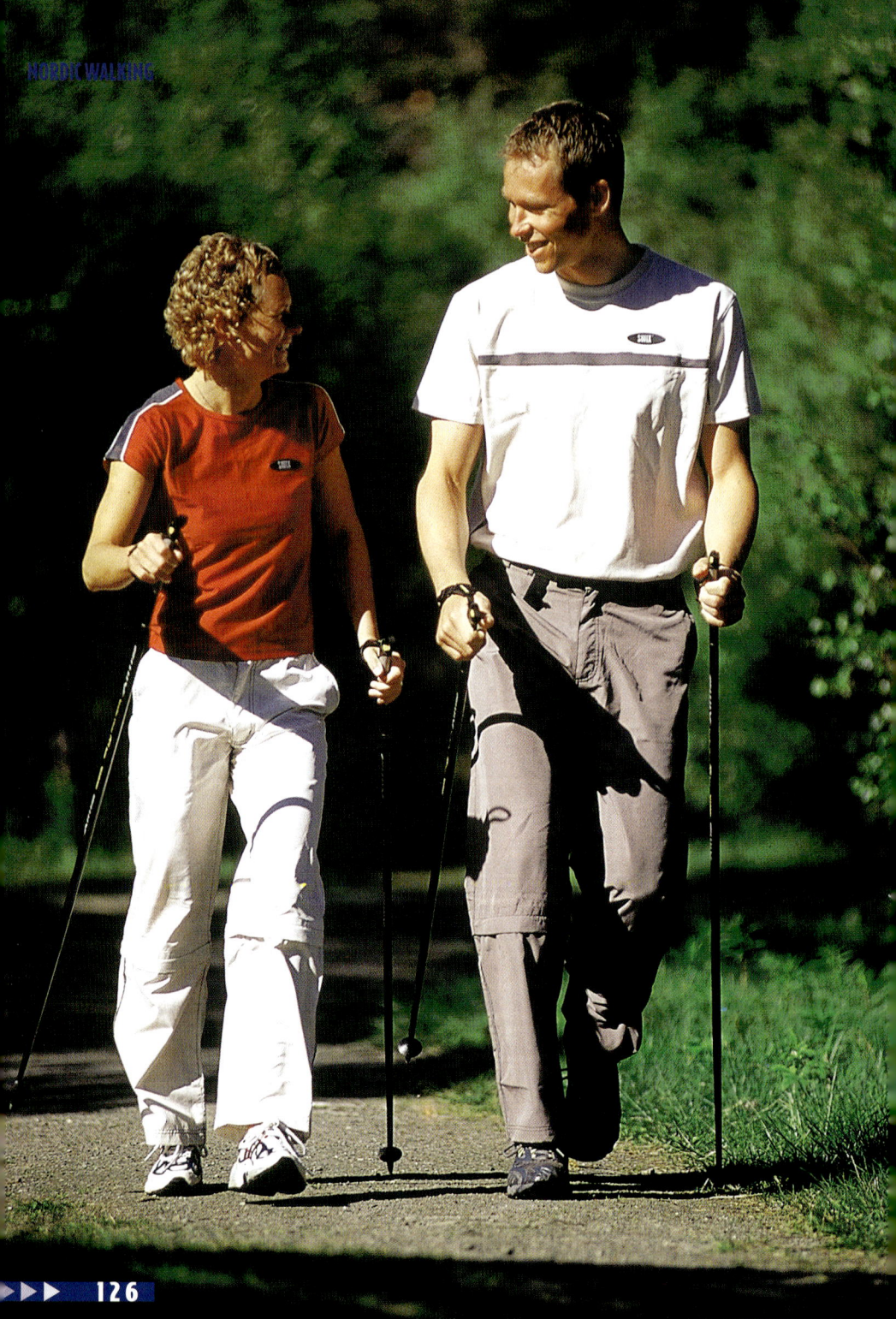

9. KAPITEL

CROSSTRAINING
NORDIC FITNESS

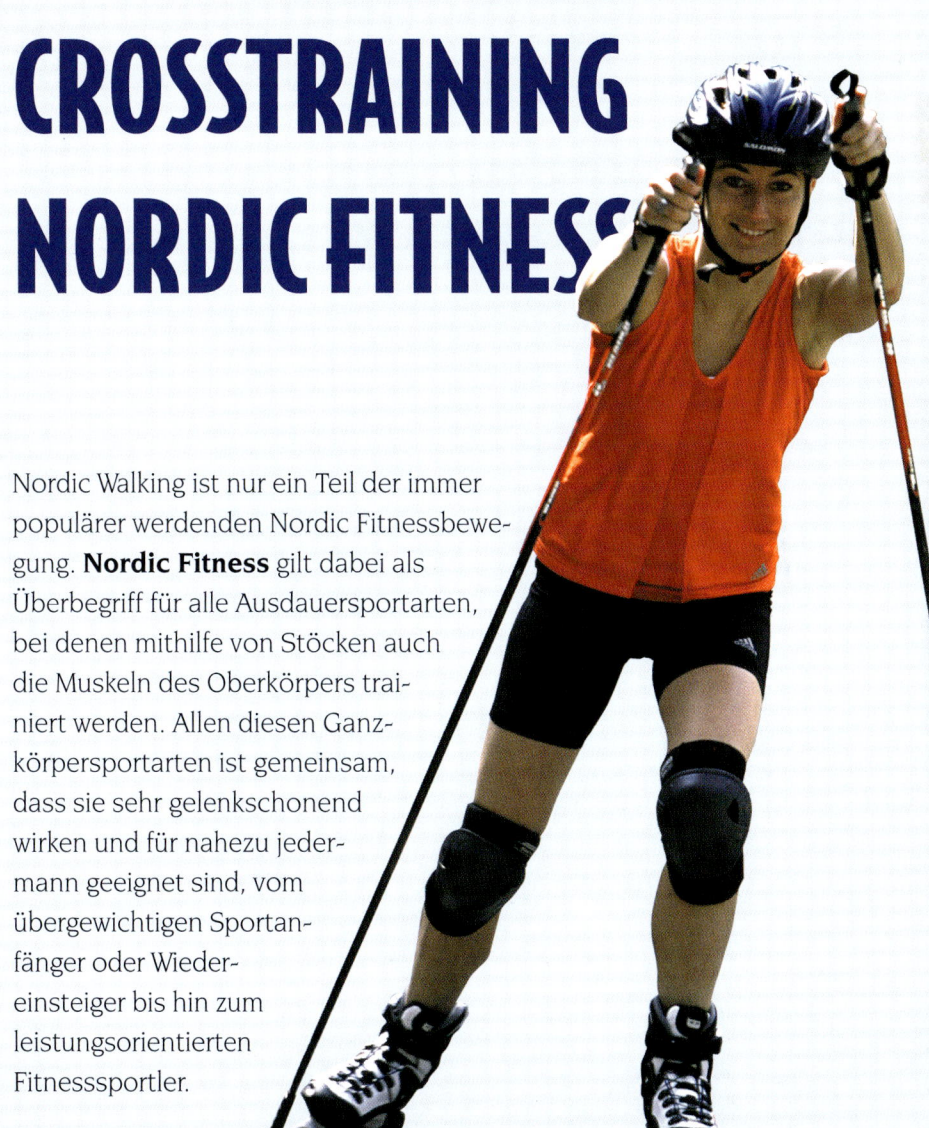

Nordic Walking ist nur ein Teil der immer populärer werdenden Nordic Fitnessbewegung. **Nordic Fitness** gilt dabei als Überbegriff für alle Ausdauersportarten, bei denen mithilfe von Stöcken auch die Muskeln des Oberkörpers trainiert werden. Allen diesen Ganzkörpersportarten ist gemeinsam, dass sie sehr gelenkschonend wirken und für nahezu jedermann geeignet sind, vom übergewichtigen Sportanfänger oder Wiedereinsteiger bis hin zum leistungsorientierten Fitnesssportler.

Zu den typischen Merkmalen einer Nordic Fitnesssportart zählen:

- ▶ Fortbewegung mit Zuhilfenahme von Stöcken.
- ▶ Ausdauertraining.
- ▶ Ganzkörperbelastung.
- ▶ Gelenkschonend.
- ▶ Outdoorsportart.
- ▶ Individuell gut dosierbar.
- ▶ Für nahezu jedermann geeignet.
- ▶ Geringe Verletzungsgefahr.

Die wichtigsten Effekte eines Nordic Fitnesstrainings sind in der Folge aufgeführt. Nordic Fitness:

- ▶ verbessert als Herz-Kreislauf-Training die allgemeine, aerobe Grundlagenausdauer.
- ▶ kräftigt die Rücken-, Bein-, Arm- und Schultermuskulatur gleichermaßen.
- ▶ ist im Sinne des Fatburnings eine optimale Sportart zur Gewichtsreduzierung und -kontrolle.
- ▶ verbessert den Stoffwechsel und trägt zur Steigerung von Vitalität und Fitness bei.
- ▶ wirkt positiv auf das vegetative Nervensystem und stärkt als Outdoorsportart die Abwehrkräfte.
- ▶ wirkt positiv auf das Wohlbefinden und dient als Stress-ausgleich.

9.1 Nordic Fitness – Ganzkörpertraining für Sommer und Winter

Nordic Fitness umfasst verschiedene Outdoorsportarten, welche zusammengefasst das ganze Jahr über betrieben werden können. In den Sommermonaten bzw. in der schneefreien Zeit besitzt der Nordic Fitnesssportler die Möglichkeit, neben dem Nordic Walking auch Nordic Hill Walking oder Nordic Blading, das Inlineskaten mit Stöcken, zu betreiben. Im Winter kann er zwischen den Sportarten Nordic Winter Walking, Nordic Snowshoeing und Nordic Skiing wählen.

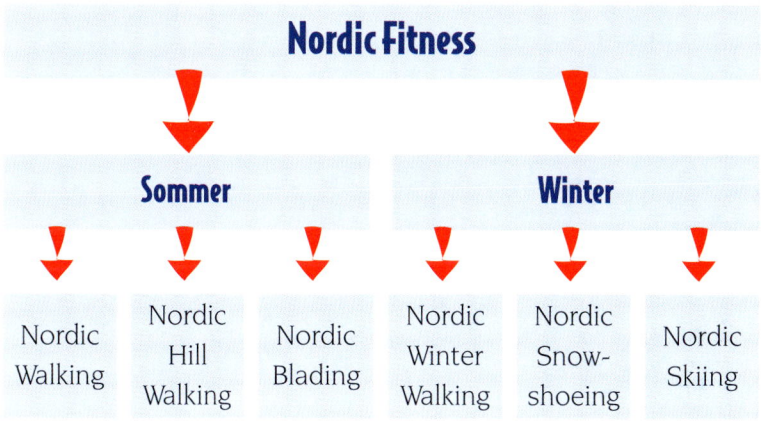

Abb. 6: Nordic Fitness – Ganzkörpertraining im Sommer und Winter

Wer kennt nicht die Situation, dass man auf Grund mangelnder Motivation sein Training ausfallen lässt oder völlig mit einer Sportart oder sogar mit dem Sport insgesamt aufhört (Dropout). Als Nordic Walker verfügt man über die Möglichkeit, überhaupt nicht in dieses Motivationsloch zu fallen, indem man frühzeitig zu einer anderen Nordic Fitnesssportart wechselt. Genau darin besteht der Vorteil eines Nordic Fitness-Crosstrainings (= quer durch die Nordic Fitnesssportarten). Dabei bieten sich

NORDIC WALKING

dem Nordic Walker ganz verschiedene Formen des Crosstrainings an, die er auch durchaus miteinander kombinieren kann:

▶ Saisonaler Wechsel (z. B. im Frühjahr und Herbst Nordic Walking; im Sommer Nordic Blading; im Winter Nordic Skiing und Nordic Snowshoeing).
▶ Saisonales Ergänzungstraining zum Nordic Walking (das ganze Jahr über 2 x/Woche Nordic Walking; im Frühjahr, Sommer und Herbst zusätzlich 2 x/Woche Nordic Blading; im Winter zusätzlich 2 x/Woche Nordic Skiing oder Nordic Snowshoeing).
▶ Wechsel des Mediums bzw. des Untergrunds, je nach Nordic Fitnesssportart (Asphalt, Schotter, Waldwege, Sand, Schnee).
▶ Ständig mehrere Nordic Fitnesssportarten im Wechsel durchführen (dienstags und freitags Nordic Walking; mittwochs und samstags Nordic Blading).

9.2 Gründe für ein Nordic Fitness-Crosstraining

Sei es z. B. nach Verletzungen, zur Verletzungsprophylaxe im Sinne der Vermeidung von Überbelastung, aber auch im Urlaub oder zur Steigerung der eigenen Motivation, es gibt eine Vielzahl von Gründen, Nordic Fitness „cross" zu betreiben. Dabei liegen diese bei weitem nicht nur im physischen Bereich. Besonders auf psychosozialer Ebene lässt sich eine Vielzahl von Gründen anführen, den Trainingsalltag mit verschiedenen Nordic Fitnesssportarten sinnvoll zu mischen und somit letztendlich abwechslungsreicher, attraktiver und vor allem motivierender zu trainieren.

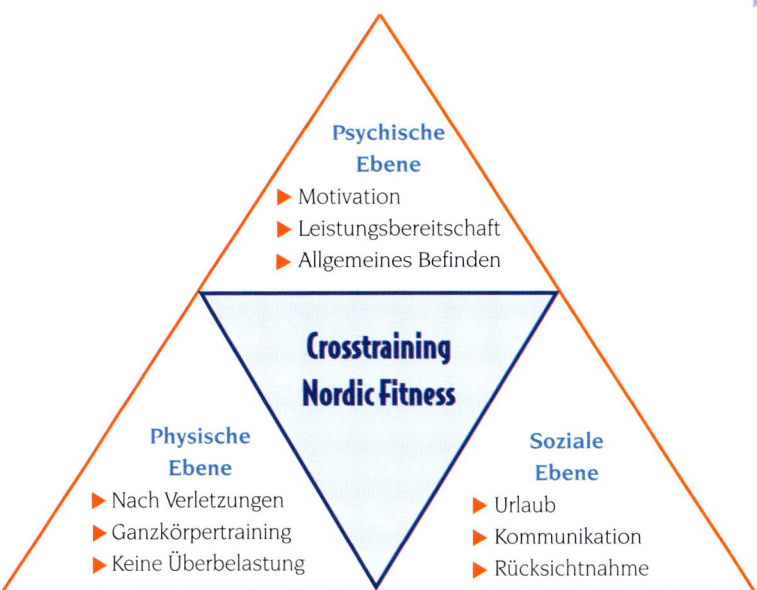

Abb. 7: Physische, psychische und soziale Gründe für ein Nordic Fitness-Crosstraining

Trainingsalternativen aus physischen Gründen

Typische Verletzungen und Beschwerden (z. B. Muskelkrämpfe, Schienbeinschmerzen, Achillessehnenreizung) nach regelmäßigem Training beruhen in den meisten Fällen auf folgenden Ursachen:

> ▶ Zu schnell gesteigerter Trainingsumfang.
> ▶ Zu hohe Trainingsumfänge (Übertraining).
> ▶ Kein Dehnen und keine Kräftigungsübungen der beteiligten Muskelgruppen.
> ▶ Schlechte Technik.

Viele dieser Überlastungsschäden können durch entsprechendes Crosstraining im Sinne einer Verletzungsprophylaxe vermieden werden. Aber auch, wenn sich ein Sportler eine leichtere Verletzung zugezogen hat, muss dieser nicht automatisch pausieren. Gerade bei bestimmten Beschwerden oder nach bestimmten Verletzungen sollte ein Sportler vielleicht auf das Nordic Walking verzichten, aber gleichzeitig auf Alternativen der Nordic Fitness, wie z. B. Nordic Blading, zurückgreifen, solange aus medizinischer Sicht nichts dagegenspricht. Somit braucht er auch während der Rekonvaleszenz sein Training nicht zu unterbrechen. Mithilfe des Wechsels zu anderen Sportarten erzielt er eventuell sogar eine Verbesserung der Kraftausdauer bestimmter Muskelgruppen und vermeidet im Sinne einer Prävention zukünftige Verletzungen und Beschwerden.

Trainingsalternativen aus psychischen Gründen

Wer des Öfteren völlig demotiviert sein Nordic Walking-Training beginnt, sollte sich nach geeigneten Alternativen umschauen, zu denen er Lust verspürt und die ohne größeren Aufwand in den Trainingsalltag eingebaut werden können. Dabei sollten Sie die Alternativsportart zu Beginn nicht als zusätzlichen Trainingstermin ausführen. Wer also im Normalfall 3 x die Woche Nordic Walking betreibt, aber plötzlich Lust auf Nordic Blading oder in den Wintermonaten auf Nordic Skiing hat, führt dies z. B. 1 oder 2 x pro Woche durch und streicht dafür einen oder zwei Nordic Walking-Trainingstermine. Dies steigert nicht nur auf Dauer die Motivation zum Nordic Walking, sondern führt zu einem besseren Allgemeinbefinden und zu einer höheren psychischen und physischen Leistungsbereitschaft.

Trainingsalternativen aus sozialen Gründen

Auch auf sozialer Ebene lässt sich eine Reihe von Gründen nennen, die dafür sprechen, das Nordic Walking-Training abwechslungsreich zu gestalten und mit anderen Nordic Fitnesssportarten zu mischen. Das Sporttreiben mit seinem Partner setzt manchmal voraus, die Sportart zu wechseln. So sollte man vor allem im Urlaub, wenn man viel Zeit miteinander verbringen will, auf andere Sportarten zurückgreifen können. Oder man will durch Sport nicht nur seine Fitness verbessern und den Kalorienverbrauch ankurbeln, sondern einfach andere Trainingspartner kennen lernen und glaubt, dies in einer anderen Sportgruppe besser erreichen zu können.

9.3 Nordic Blading

Nordic Blading – Inlineskaten mit Stöcken – ist eine neue und dynamische Form des Gleitens. Der Bewegungsablauf ist vergleichbar mit der Skatingtechnik der Skilangläufer und wird von diesen auch schon lange als Konditionstraining im Sommer praktiziert. Beim Nordic Blading handelt es sich um eine ausgesprochen effektive Bewegungsform, da mithilfe von Stöcken auch die Muskeln des Oberkörpers trainiert werden. Dabei ähnelt die Herz-Kreislauf-Belastung der eines Läufers und die muskuläre Belastung der eines Radfahrers. Im Vergleich zu gewöhnlichem Inlineskating werden beim Nordic Blading zusätzliche Muskelgruppen trainiert, was nachweislich einen höheren Kalorienverbrauch zur Folge hat.

Dabei ist Nordic Blading durch den Einsatz der Stöcke sicherer als gewöhnliches Inlineskaten. Bei hohen Temperaturen im Sommer wird Nordic Blading von vielen auf Grund des erfrischenden Fahrtwinds als sehr angenehm empfunden. Wer mit dem Nordic Blading beginnen will, sollte zunächst an einem Nordic Blading-Kurs teilnehmen, um sich gleich zu Beginn die richtige Technik anzueignen.

Ausrüstung

Zur Ausrüstung eines Nordic Bladers zählt neben speziellen Bladerstöcken und den Inlineskates auch eine entsprechende Schutzausrüstung (Protektoren und Helm).

Stöcke

Zum Nordic Blading sollte man sich möglichst einen Karbonstock zulegen. Dieser ähnelt auf den ersten Blick einem Skilanglaufstock, unterscheidet sich aber von ihm durch eine speziell entwickelte Spitze aus Metall und Gummi. Diese garantiert einen perfekten Abdruck auf Asphalt und Beton und absorbiert gegenüber den herkömmlichen Aluminiumstöcken die Vibrationen und schont somit die Hand-, Arm- und Schultergelenke. So wie auch beim Nordic Walking oder beim Skilanglauf wird der Stock dank der patentierten Schlaufe nicht gegriffen, sondern schwingt bei jeder Armbewegung locker neben dem Körper.

Nordic Blading-Stöcke werden häufig auch in Abstufungen von 2,5 cm angeboten. Um die optimale Stocklänge zu bestimmen, multipliziert man die Körpergröße mit 0,9 und addiert 2,5 cm hinzu. Die Länge kann nach individuellen Gewohnheiten leicht variieren.

Beispiel für eine 1,65 cm große Bladerin:
$$(1,65 \ m \ x \ 0,9) + 2,5 = 151 \ cm.$$

Hier würde man also einen 150 oder 152,5 cm langen Stock empfehlen. Dieselbe Sportlerin benötigt übrigens beim Nordic Walking eine Stocklänge von nur 115 cm.

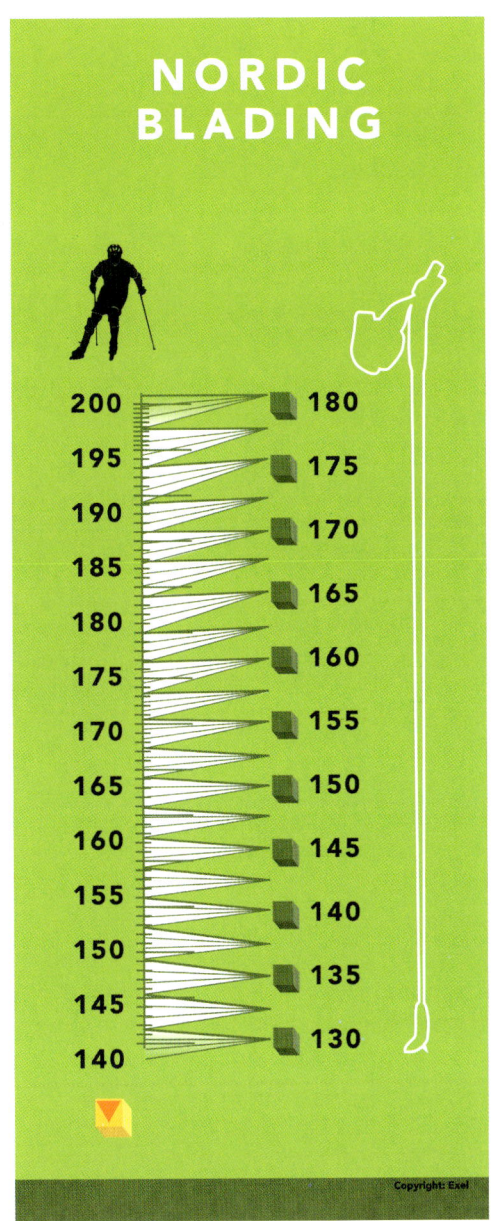

Abb. 8: Stocklängenzuordnung beim Nordic Blading

Inlineskates

Für das Nordic Blading reichen in der Regel normale Fitnessskates aus. Ein typischer Fitnessskate besteht aus Schuh, Schiene und Rollen oder auch *Boot*, *Frame* und *Wheels* genannt. Dazu gibt es Dutzende verschiedener Rollen. Sie unterscheiden sich in Durchmesser, Härte, Form und Kern. Fitnessskates zeichnen sich durch einen hohen Tragekomfort aus und sind zudem, je nach Qualität, auch relativ schnell. Der Preis für ein Paar Fitnessskates liegt in etwa zwischen € 100-200,-. Die meisten Skates sind zudem mit einer Bremse ausgestattet.

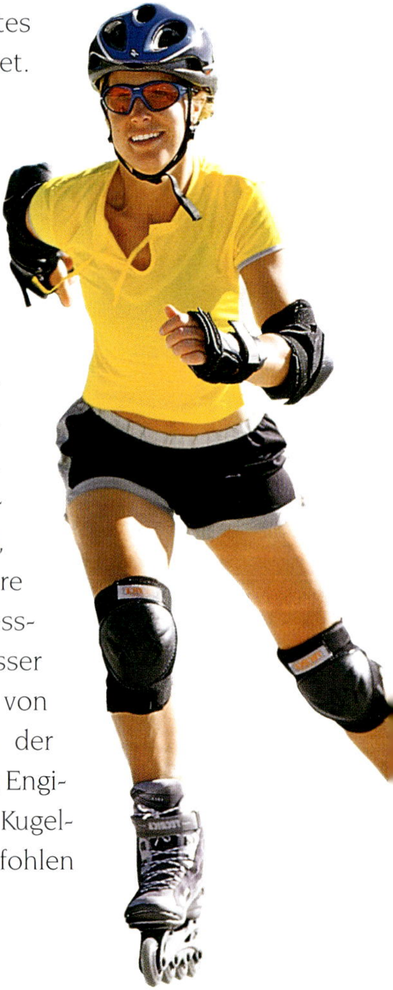

Bremssysteme, wie das ABT von *Rollerblades*, sind insbesondere für den Anfänger geeignet, da dieser während des Bremsvorgangs mit allen Rollen Bodenkontakt halten kann. Dabei wird der Bremsfuß nach vorne geschoben, was einen Mechanismus dazu veranlasst, den Bremsgummi auf den Boden zu senken. Andere besitzen eine Art Backenbremse, die dadurch ausgelöst wird, indem man sein Gewicht auf die hintere Rolle verlagert. Die Rollen der Fitnessskates besitzen meist einen Durchmesser von 72-76 mm. Als Kugellager werden von den Herstellern für Fitnessskates in der Regel ABEC 3 (ABEC = Annular Bearing Engineers Commitee; Qualitätsnorm für Kugellager; Bewertung von 1-9) empfohlen (Roschinsky, 2003).

Foto 7: Fitnessskates

Tab. 22: Tipps beim Kauf der Fitnessskates

- ▶ Der Schuh muss sich bequem anziehen lassen.
- ▶ Er sollte gleich beim ersten Mal druckfrei passen.
- ▶ Mit dünnen Socken anprobieren.
- ▶ Am Nachmittag kaufen, wenn die Füße sich etwas ausgedehnt haben.
- ▶ Die richtige Passform ist wichtiger als die Frage danach, welche Lager eingebaut sind.
- ▶ Die Rollen müssen exakt in einer Linie verlaufen.
- ▶ Bei der Frage nach der Qualität der Lager reicht für den Anfänger ABEC 1 oder 3.
- ▶ Zu schnelle Kugellager sind zu Beginn nicht zu empfehlen und eher störend. Lieber nach einiger Zeit bessere Lager nachkaufen.

Schutzausrüstung

Die Schutzausrüstung gehört auch beim Nordic Blading zur Grundausstattung. Wer glaubt, sich zu Beginn mit Volleyball-knieschonern helfen zu können, spart am falschen Ende. Die Mindestschutzausrüstung beim Nordic Blading besteht aus Helm, Ellbogen-, Knie- und Handschutz. Diese sollten möglichst breite Befestigungsbänder haben, luftdurchlässig sein und eine anatomische Passform besitzen. Man sollte grundsätzlich nur Schutzausrüstung mit Prüfzeichen kaufen und auf eine gute Qualität achten. Das Gleiche gilt für den Helm, der beim Inlineskaten immer ein absolutes Muss ist. Nach einem heftigen Sturz auf den Helm ist es ratsam, einen neuen zu kaufen, da durch den Aufprall unsichtbare Haarrisse entstehen können, welche einen zukünftigen Schutz nicht mehr garantieren.

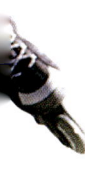

Technik

Die Stöcke verleihen dem Inlineskating eine enorme Dynamik. Gut trainierte Blader erreichen dabei Geschwindigkeiten von über 40 km/h. So sollte man nach dem Erlernen der Grundtechniken das Tempo erst ganz allmählich steigern. Zu den wichtigsten Techniken zählen neben dem Bremsen und dem Doppelstockschub vor allem die 1:2- und die 1:1-Technik sowie das Abfahren und das Kurvenfahren (vgl. Anonym, 2003).

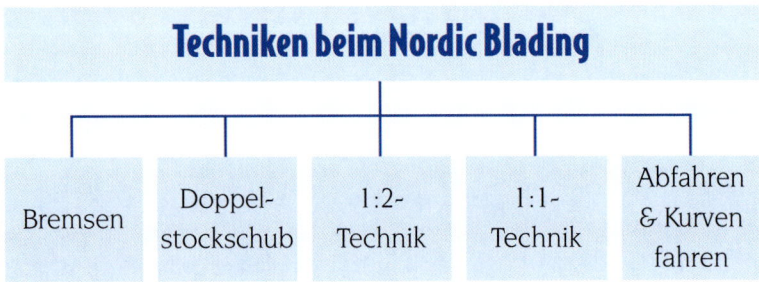

Abb. 9: Techniken beim Nordic Blading

Bremsen

Aus Sicherheitsgründen ist die Beherrschung mindestens einer Bremstechnik unabdinglich und sollte gründlich trainiert werden, bevor man mit dem eigentlichen Nordic Blading-Training beginnt. Beim Erlernen der Bremstechniken startet man mit einigen *Strokes* (= mehrmaliges Abstoßen), um in Schwung zu kommen, nimmt dann die Grundstellung ein und versucht, die entsprechende Bremstechnik auszuführen. Dabei sollte man langsam beginnen und dann die Geschwindigkeit kontinuierlich steigern.

Der *Heel-Stopp*, auch *Fersen-* oder *Hackenstopp* genannt, ist für viele Anfänger die klassische und einfachste Bremstechnik, um auch bei höherer Geschwindigkeit zum Stillstand zu kommen. Dabei wird zwischen dem Stopper und dem Boden eine Reibung erzeugt, welche die Geschwindigkeit entsprechend reduziert. Je höher der erzeugte Druck, desto höher ist die Bremswirkung. Der Heel-Stopp erfolgt aus der Schrittstellung heraus und eignet sich sowohl zum abrupten als auch zum langsamen und dosierten Stoppen. Die wesentlichen Bewegungsmerkmale des Heel-Stopps:

> ▶ Die Stöcke seitlich halten, die Spitzen zeigen nach hinten.
> ▶ Den Bremsfuß nach vorne schieben und die Schrittstellung einnehmen.
> ▶ Das Standbein beugen und den Körperschwerpunkt absenken.
> ▶ Die Zehen des Bremsfußes anziehen, bis der Bremsklotz Bodenkontakt hat.
> ▶ Streckung des Brems- bzw. Führungsbeins, um den Bremsdruck zu erhöhen.

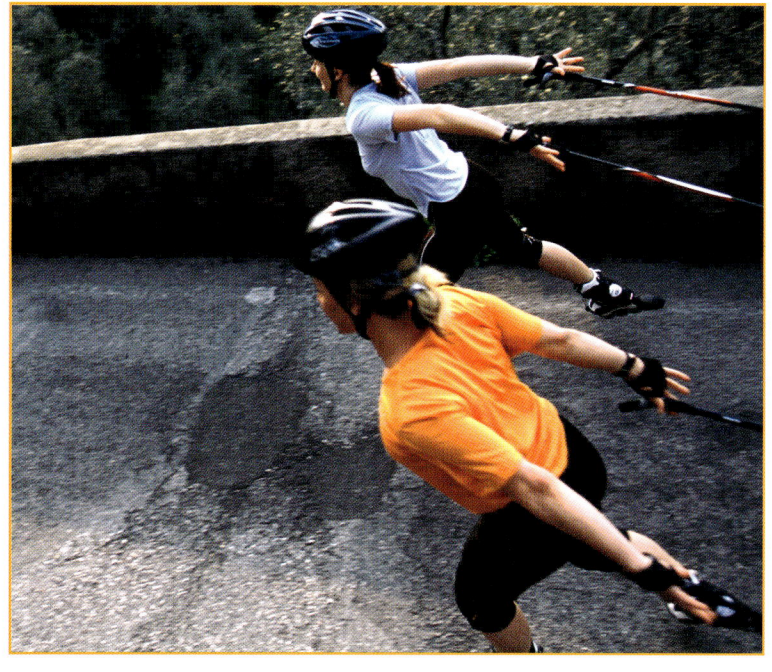

Doppelstockschub

Es ist wichtig, den Doppelstockschub richtig zu beherrschen, da er bei allen Skatingtechniken eingesetzt wird. Durch den geradlinigen Stockeinsatz kommt man schwungvoll voran und vermeidet eine Behinderung der anderen Verkehrsteilnehmer.

Die wesentlichen Bewegungsmerkmale des Doppelstockschubs:

▶ Langsam losfahren und den Oberkörper leicht nach vorne beugen.
▶ Das Gewicht liegt auf den Füßen.
▶ Die Arme werden auf Höhe der Schultern fast gerade nach vorn gestreckt.
▶ Der Blick ist nach vorn auf den Handgriff der Stöcke gerichtet.
▶ Aufsetzen der Stöcke auf Höhe der Inlineskates.
▶ Das gesamte Körpergewicht wird auf die Stöcke verlagert.
▶ Die Ellbogen bleiben zu 90° angewinkelt.
▶ Die Arme stützen den Oberkörper, bis die Hände den Körper passiert haben.
▶ Mit Beginn des beidseitigen Armabstoßes beugt sich der Oberkörper automatisch weiter nach unten.
▶ Die Hände passieren den Körper auf Kniehöhe.
▶ Nach dem Ende des Armabstoßes richtet sich der Oberkörper wieder auf und die Arme pendeln nach vorn.

Wird der Doppelstockschub an leichten Steigungen eingesetzt, wird die Grundtechnik des Doppelstockschubs deutlich schneller ausgeführt. Die Arme bleiben fast die ganze Zeit zu 90° gebeugt und der Stockeinsatz erfolgt so nahe wie möglich am Körper. Der Oberkörper bleibt dabei möglichst ruhig.

Die 1:2-Technik

Die vorherrschende Technik beim Nordic Blading ist das Skating in der 1:2-Technik, d. h., man unterstützt immer nur den rechten oder den linken Beinabstoß mit den Stöcken. Es erfolgt auf jeden zweiten Beinabstoß ein Doppelstockschub. Bei der 1:2-Technik beträgt der Anteil des Oberkörpereinsatzes an der Gesamtleistung ca. 30-40 %. Die wesentlichen Bewegungsmerkmale der 1:2-Technik:

▶ Man beginnt mit einem Doppelstockschub.

▶ Der Stockeinsatz erfolgt parallel zur Skaterichtung.

▶ Die Stöcke werden auf Höhe des Abstoßbeins aufgesetzt.

▶ Nach dem Aufsetzen der Stöcke erfolgt der Beinabstoß zur Seite.

▶ Das Körpergewicht wird auf das Gleitbein verlagert.

▶ Wenn die Hände den Körper passieren, erfolgt der Abstoß vom hinteren Bein.

▶ Während der Inlineskate des Abstoßbeins sich vom Boden löst, pendeln die Arme nach hinten.

▶ Während des Rollens auf dem Gleitbein richtet sich der Oberkörper auf und die Arme schwingen rhythmisch ohne Verzögerung wieder nach vorn.

▶ Das Körpergewicht des Bladers wird nun wieder auf das Abstoßbein zurückverlagert.

▶ Nach dem Abstoß erfolgt eine Streckung des Abstoßbeins und eine Verlagerung des Körpergewichts auf das Gleitbein.

▶ Dann wird das Gleitbein möglichst nahe an das Abstoßbein herangeführt und die Arme werden nach vorn gestreckt.

▶ Der Armabstoß sollte symmetrisch und in Vortriebsrichtung erfolgen.

Die 1:1-Technik

Der Unterschied zur 2:1-Technik besteht darin, dass nun jeder Beinabstoß durch einen Doppelstockschub unterstützt wird. Es handelt sich also bei der 1:1-Technik um einen symmetrischen Bewegungsablauf, wobei Doppelstockschub und Beinabstoß effektiv miteinander kombiniert werden. Der Rhythmus lautet hier: Stockschub – Beinabstoß – Stockschub – Beinabstoß. Diese Technik findet vor allem bei kürzeren und intensiveren Intervallen und bei Steigungen Anwendung. Wer ansonsten über längere Zeit bei mittlerem Tempo im Steady State fährt, der wird auf jeden Fall die 2:1-Technik bevorzugen, da nur so eine aerobe Energiebereitstellung gewährleistet ist und sich Sauerstoffaufnahme und Sauerstoffverbrauch im Gleichgewicht bzw. im Steady State befinden.

Das Abfahren & das Kurvenfahren

Mit Genuss wird man sich nach einem anstrengenden Anstieg dem Rausch der Geschwindigkeit bei einer Abfahrt hingeben. Aber nur bei freier Strecke, nicht zu engen Kurven und entsprechend guter Technik abfahren. Dabei existieren im Prinzip drei unterschiedliche Techniken, mit denen man sicher abfahren bzw. um die Kurven fahren kann:

▶ Der Bogenlauf.
▶ Das Übersetzen.
▶ Das Carven.

Schnelle Richtungsänderungen und Kurven mit kleinen Radien werden am einfachsten mit dem so genannten **Bogenlauf** gefahren. Aus dem beidbeinigen Gleiten heraus eine leichte Schrittstellung einnehmen, wobei der bogeninnere vor dem bogenäußeren Fuß steht. Bei einer Linkskurve ist also immer der linke Fuß vorne. Je höher die Geschwindig-

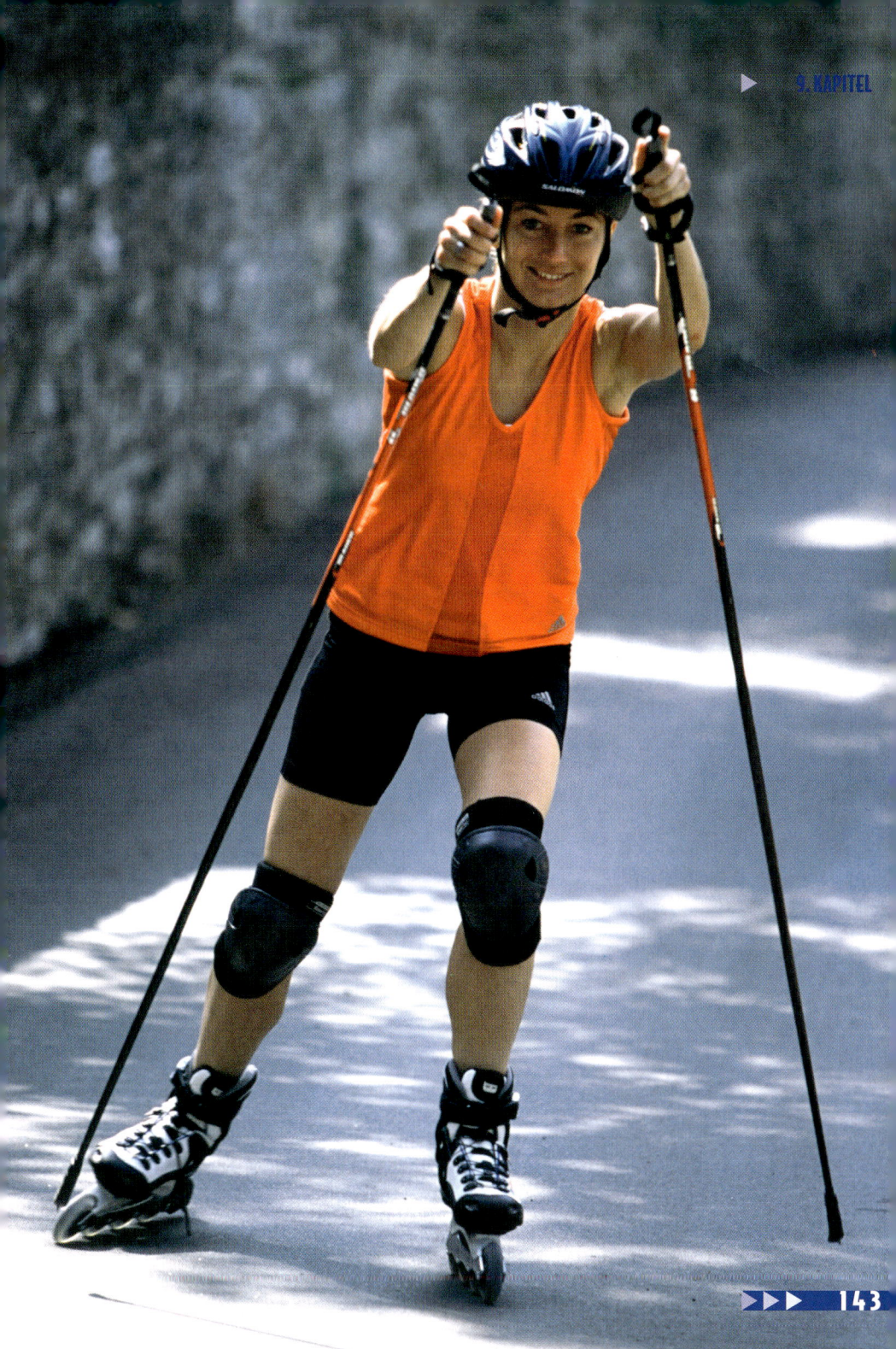

keit ist, desto größer ist auch die Schrittstellung und umso mehr verlagert der Skater seinen Körperschwerpunkt nach unten. Im Gegensatz zum Skifahren erfolgt kein Gegendrehen des Oberkörpers; die Schulter wird vielmehr in Kurvenrichtung gedreht.

Die wesentlichen Bewegungsmerkmale des Bogenlaufs:

▶ Beidbeiniges Gleiten geradeaus.
▶ Schrittstellung einnehmen (der bogeninnere Fuß ist vorne).
▶ Die Belastung liegt auf der Außenkante des bogeninneren und der Innenkante des bogenäußeren Skates.
▶ Absenken des Körperschwerpunkts.
▶ Die kurveninnere Schulter ist nach innen gedreht.
▶ Blick in Drehrichtung.

Beim **Übersetzen**, auch **Crossover** genannt, handelt es sich um eine äußerst dynamische Kurventechnik, bei der die Geschwindigkeit beibehalten oder sogar erhöht werden kann. Die meisten Skater bevorzugen die Linkskurve, das heißt das Übersetzen mit dem rechten über den linken Fuß. Das Übersetzen sollte jedoch immer in beide Richtungen trainiert werden. Nur das Übersetzen ermöglicht es dem Skater, Kurven mit hoher Geschwindigkeit zu fahren und beschert ihm auf Grund der Zentrifugalkräfte ein faszinierendes Fahrerlebnis. Bei dieser Form der Richtungsänderung erfolgt zunächst eine Gewichtsverlagerung auf den bogeninneren Fuß bei einer gleichzeitigen Streckbewegung des bogenäußeren Beins, welches in der Folge über Kreuz (= cross over) vor den bogeninneren Fuß gesetzt wird. Während des gesamten Bewegungsablaufs wird, je nach Geschwindigkeit, eine starke Kurvenschräglage des Oberkörpers beibehalten, wobei die kurveninnere Schulter nach innen gedreht wird.

Bewegungsablauf bei einer Linkskurve (das Übersetzen über den linken Skate):

> ▶ Die Belastung liegt auf der Außenkante des gebeugten, bogeninneren linken Beins.
> ▶ Das bogenäußere rechte Bein ist zurückgesetzt (Schrittstellung) und wird auf der Innenkante belastet.
> ▶ Streckschubbewegung des bogenäußeren rechten Beins.
> ▶ Völlige Gewichtsverlagerung auf die Außenkante des linken Beins.
> ▶ Abheben des rechten Skates und Beisetzen über Kreuz vor den linken Skate.
> ▶ Gewichtsverlagerung auf den rechten Skate.
> ▶ Entlastung und anschließendes Beisetzen des linken Skates innen vor den rechten Skate.
> ▶ Starke Kurvenschräglage des Oberkörpers.
> ▶ Die kurveninnere Schulter leicht nach innen drehen; der Arm zeigt zum Kreismittelpunkt.

Die dritte Möglichkeit, beim Abfahren um die Kurve zu gleiten, ist das **Carven**. Dabei versucht man, wie beim Carven auf Skiern, durch Umkanten der Skates die Kurve einzuleiten und das Tempo auf abschüssigem Gelände entsprechend zu reduzieren.

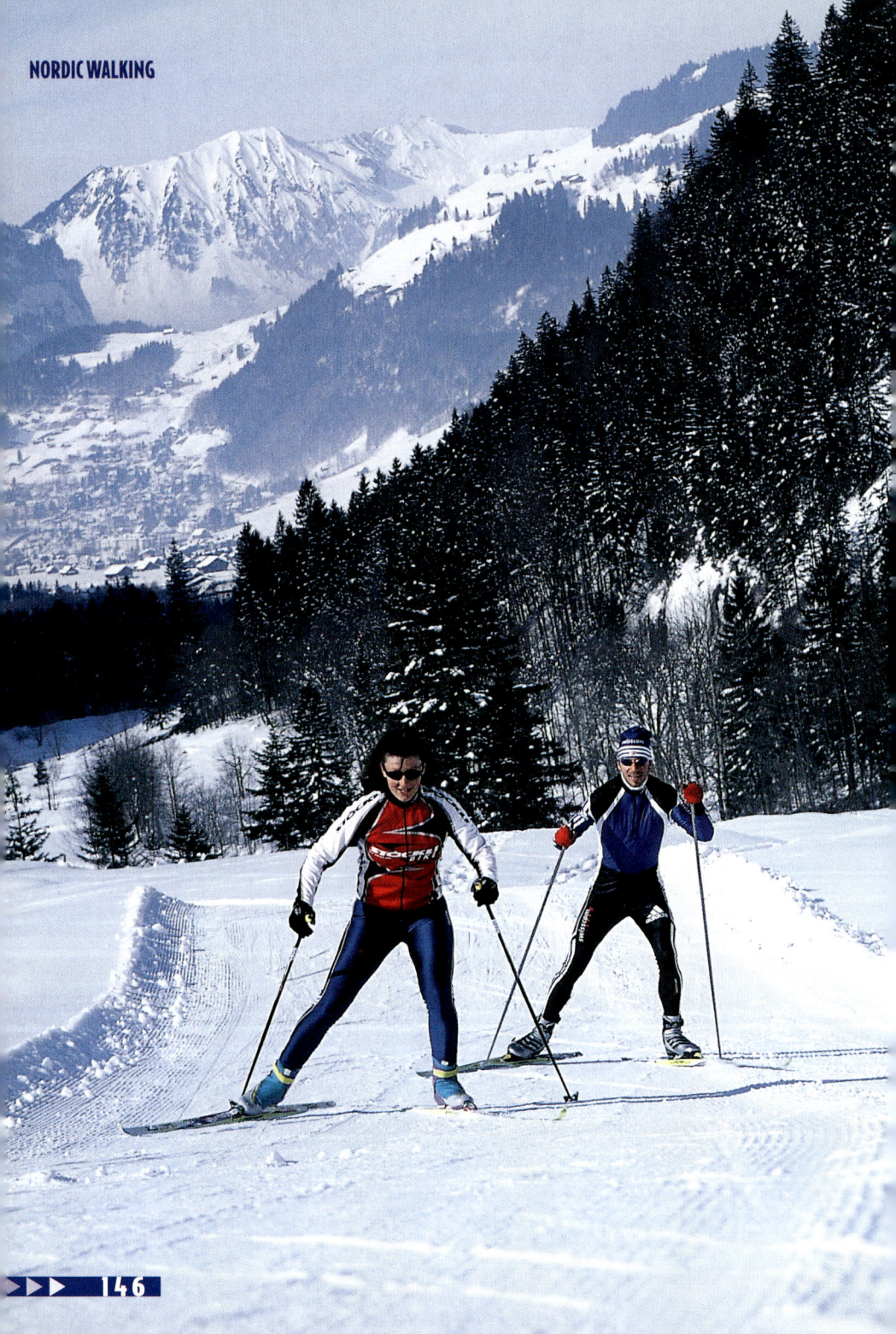

9.4 Nordic Skiing

Skilanglauf, eine uralte Fortbewegungsart der Menschen im Winter, gilt heute als die optimale Ausdauersportart für den Winter schlechthin und gehört zu den gesündesten Sportarten überhaupt. Charakteristisch für den Skilanglauf ist eine gleitende, gelenkschonende Bewegung in frischer und klarer Winterluft mit verschneiten Landschaften. Der einzige Nachteil des Skilanglaufs liegt darin, dass er nur saisonal ausgeübt werden kann. Zu den spezifischen Vorteilen des Skilanglaufs gehören:

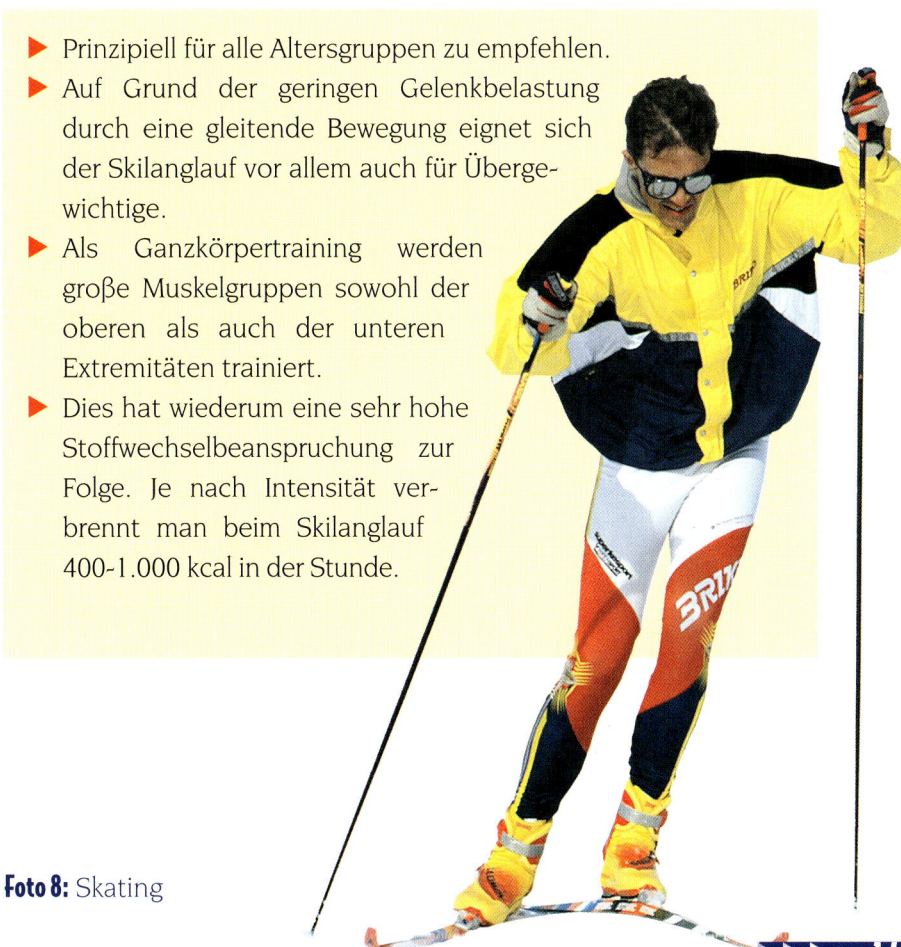

- ▶ Prinzipiell für alle Altersgruppen zu empfehlen.
- ▶ Auf Grund der geringen Gelenkbelastung durch eine gleitende Bewegung eignet sich der Skilanglauf vor allem auch für Übergewichtige.
- ▶ Als Ganzkörpertraining werden große Muskelgruppen sowohl der oberen als auch der unteren Extremitäten trainiert.
- ▶ Dies hat wiederum eine sehr hohe Stoffwechselbeanspruchung zur Folge. Je nach Intensität verbrennt man beim Skilanglauf 400-1.000 kcal in der Stunde.

Foto 8: Skating

Ausrüstung

Langlaufski besitzen im Vergleich zu den Alpinskiern keine Kanten und sind ca. 45-50 mm breit. Je besser die Technik, desto schmaler sollte der Ski sein. Die Länge der Ski hängt in erster Linie von der Körpergröße, dem Skityp und dem Körpergewicht ab. Sie liegt im Normalfall ca. 10-30 cm über der eigenen Körpergröße. Skatingski sind in der Regel etwas kürzer als ein klassischer Diagonalski. Auch das Körpergewicht beeinflusst die Wahl der Skilänge:

▶ Je schwerer der Skifahrer, desto länger sollte der Ski sein.
▶ Je leichter der Skifahrer, desto kürzer sollte der Ski sein.

Beim Skityp unterscheidet man den Diagonal- und den Skatingski. Will man ganz klassisch im Diagonalschritt und im Doppelstockschub in einer gespurten Loipe laufen, wählt man einen Diagonalski.

Generell unterscheidet man bei den **Diagonalskiern** zwischen einem Nowaxski (kein Wachs) und dem Wachsski. Die Abstoßzone des Nowaxski besitzt Schuppen oder feine Kunststoffhaare an der Oberfläche und muss nicht mit Haftwachs bearbeitet werden. Ein Wachsski mit einem durchgehend glatten Belag muss dagegen vor jedem Lauf den Schneebedingungen entsprechend gewachst werden. Wachsski werden hauptsächlich von fortgeschrittenen Skilangläufern gefahren, da das Präparieren sehr viel Erfahrung erfordert.

Der **Skatingski** ist etwas kürzer und steifer als der Diagonalski und wird mit der Schlittschuh- oder Skatingtechnik gefahren. Er besitzt wie ein Alpinski einen durchgehenden Gleitbereich. Sie sollten nicht zu weich sein, da sie dann zu langsam sind und beim Abstoß in der Mitte durchgetreten werden. Allerdings ist ein zu harter Skatingski auch nicht schnell, da dieser beim seitlichen Abstoß schlecht zu kontrollieren ist und sich im Bereich der Schaufel und dem Skiende zu stark eingräbt.

Der Papierstreifentest bei Diagonalskiern

Der mittlere Teil des Diagonalskis bildet die Abstoßzone. Diese hat nur während des Abstoßens Kontakt zum Boden. Um zu testen, ob während der Gleitbewegung auch wirklich nur der vordere und hintere Teil des Skis aufliegt, wird der so genannte Papierstreifentest angewandt. Dazu nimmt man den Ski und bestimmt zunächst den Skischwerpunkt, indem man den Ski mit dem Zeigefinger ausbalanciert. Die Abstoßzone soll vom Schwerpunkt 1,5 Fußlängen nach vorne und eine Fußlänge nach hinten reichen. Nun legt man beide Skier auf eine möglichst plane Unterlage (ein ebener Boden oder ein großer Tisch). Mit beiden Füßen stellt man sich mit den Zehen am Schwerpunkt auf die Skier (so steht man auch im Ski, wenn die Bindung montiert ist). Sind die Ski passend zum Körpergewicht, kann ein Blatt Papier unter ihnen durchgezogen werden. Verlagert man jedoch das Gewicht auf einen Ski, sollte das Papier vom Ski am Boden festgehalten werden.

Des Weiteren gehören zu einer Langlaufausrüstung eine entsprechende Langlaufbindung und Stöcke. Die Langlaufbindung ermöglicht ein Abrollen des Fußes bei gleichzeitiger Fixierung im Zehenbereich und gewährleistet eine genügende Skikontrolle (Diagonalbindung). Hingegen wird bei einer Skatingbindung der Ski so nah wie möglich an der Ferse gehalten.

Die Langlaufstöcke bestehen aus Leichtmetall, Fiberglas, Karbon oder anderen Kohlenstoffverbindungen. Die Qualität des

Rohrs bestimmt in erster Linie den Kaufpreis. Viele Langlaufein-
steiger verwenden zu lange Stöcke, was das Erlernen der richtigen Technik behindert.

▶ Stöcke für die klassische Technik: Körpergröße minus
                                        30 cm (Schulterhöhe)
▶ Stöcke für die Skatingtechnik: Körpergröße minus
                                        20 cm (Kinnhöhe)

Beim Kauf der Langlaufschuhe gilt grundsätzlich: Es sollte
nicht der preiswerteste Langlaufschuh, sondern der, der am
besten passt, gekauft werden. Nur eine optimale Passform
verhindert weit gehend Scheuerstellen und Blasenbildung.
Gute Langlaufschuhe haben eine weiche, aber sehr wirksame
Fersenfixierung.

Technik

Die Techniken des Skilanglaufens sind relativ komplex. Unterschieden wird im Wesentlichen in die Diagonaltechnik und in
die Skatingtechnik. Des Weiteren sind noch das Gehen, der
Doppelstockschub und verschiedene Bremstechniken hervor-
zuheben. Die Technikbeschreibungen sind recht umfangreich.
Aus diesem Grund sei hier auf wesentliche Literaturquellen verwiesen (vgl. Hottenrott & Urban, 2003; Wenger & Wöllzenmüller,
2001).

9.5   Nordic Snowshoeing

Bei Schnee bietet sich als Alternative zum Nordic Walking das Wandern auf halbmeterlangen, ovalen Trittbrettern, so genannten *Schneeschuhen*, an. Nordic Snowshoeing, auch als **Snow-Walking** oder **Schneeschuhwandern** bekannt, ist eine erlebnisreiche und absolut gesunde Form des Bergwanderns im Winter. Dabei wandert man mit Nordic Walking-Stöcken auf Schneeschuhen durch tief verschneite Winterlandschaften. Schneeschuhe sind eigentlich eine uralte Erfindung der Eskimos und wurden als einfaches Hilfsmittel für Winterwanderungen wiederentdeckt. Bereits im 19. Jahrhundert wurde diese Form der sportlichen Betätigung in Skandinavien und später im Alpenraum betrieben. Doch mit der Entwicklung des nordischen und alpinen Skilaufs und schließlich mit der Entwicklung des Skimassentourismus in den 60er Jahren des 20. Jahrhunderts geriet das Schneeschuhwandern weit gehend in Vergessenheit.

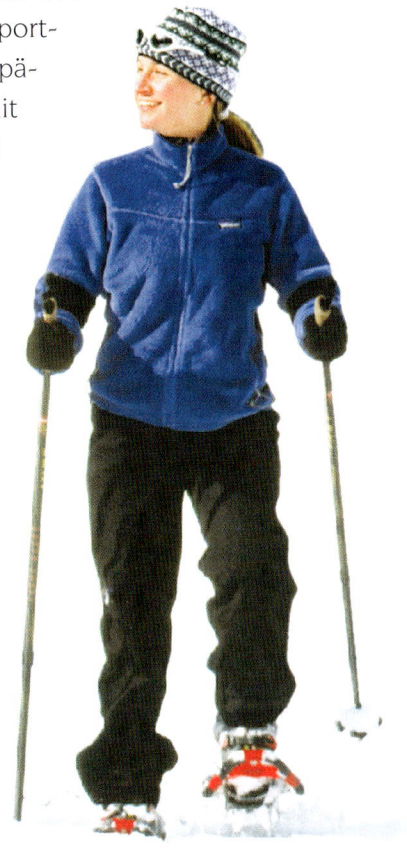

Inzwischen entstehen in den Alpen und in den deutschen Mittelgebirgen immer mehr Routen für Schneeschuhwanderer. So kann man auch als Nichtskifahrer mit modernen und leichten Schneeschuhen ohne viel Übung zu seiner ersten Tour durch weite Winterlandschaften und verschneite Bergwälder aufbrechen.

Ausrüstung

Neben der entsprechenden Kleidung sind Schneeschuhe, Stöcke, Schuhe und Gamaschen die wichtigsten Ausrüstungsgegenstände zum Nordic Snowshoeing.

Schneeschuhe

Die heutigen Schneeschuhe sind im Vergleich zu den traditionellen Holzschneeschuhen der nordamerikanischen Eskimos viel kleiner und vor allem leichter. Die mit einem extrem zähen und widerstandsfähigen gummierten Gewebe bespannten Alurohre ermöglichen eine extreme Stabilität. Es lassen sich grundsätzlich zwei Schneeschuhtypen unterscheiden:

▶ Schneeschuhe mit Alurahmen und einer Bespannung aus Neopren oder Plastik.
▶ Schneeschuhe mit einer starren Grundplatte aus Plastik.

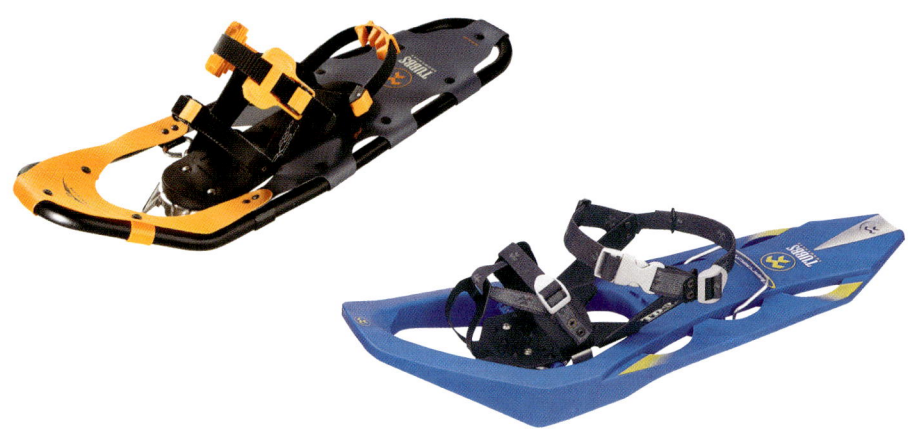

Foto 9: *Mountain* von *Tubbs*: Schneeschuhe mit Alurahmen und Bespannung (links) und *Approach* von *Tubbs*: Schneeschuhe mit starrer Plastikplatte (rechts).

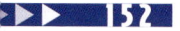

Beide Modelle eignen sich als Allrounder sowohl für einfache Wanderungen als auch für steileres, alpines Gelände. Wichtig ist bei beiden Modellen, dass sich der Schneeschuh zum hinteren Ende hin verjüngt. Dies erleichtert das Gehen gerade im schwierigen Gelände.

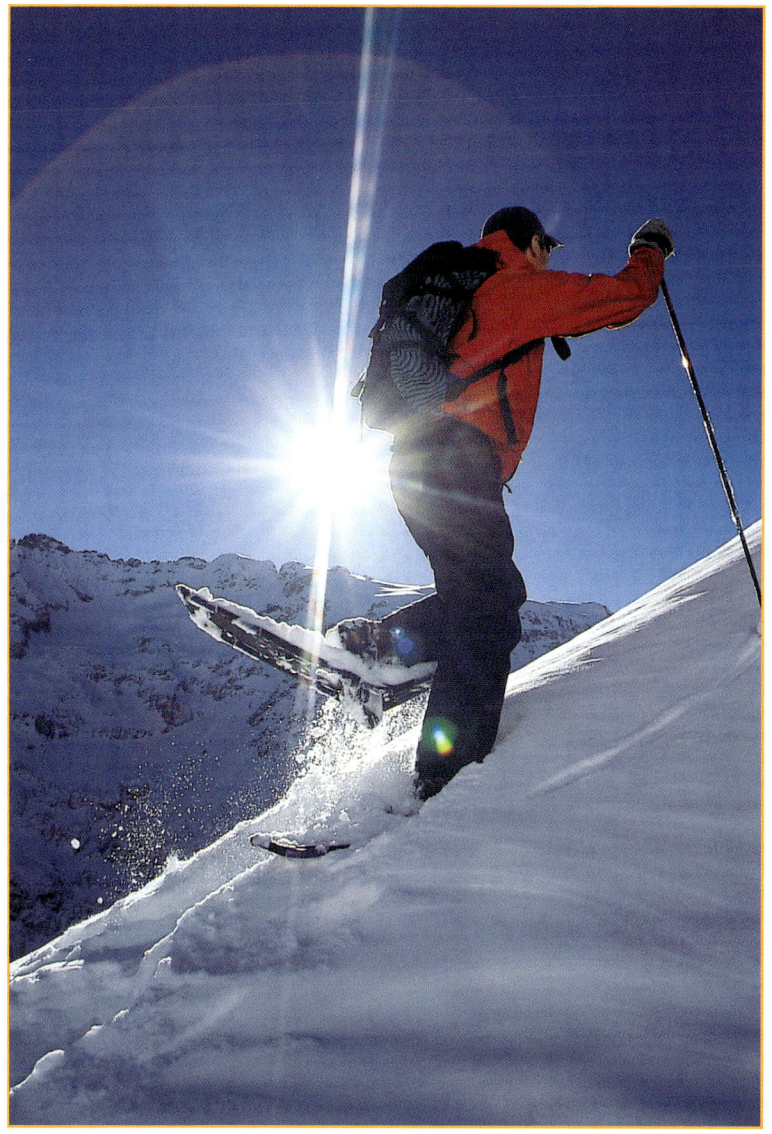

Die meisten Modelle werden in unterschiedlicher Größe, also auch mit einer unterschiedlich großen Auflagefläche angeboten. Je schwerer die Person ist, desto größer sollte die Auflagefläche des Schneeschuhs sein. Das Körpergewicht bestimmt also die Größe der Schuhe. Spätestens bei einer Tour durch frischen Pulverschnee rächt sich der Kauf eines Schneeschuhs mit einer zu kleinen Auflage. Je nach Modell sind die Schneeschuhe auf der Unterseite mit Steigeisen bzw. Harschkralle und Zacken ausgestattet, um auch an steileren, verharschten Hängen nicht abzurutschen. Als Bindung dient eine so genannte „Spring Loaded Bindung", die mit dem Schneeschuh elastisch verbunden ist. Sie sollte bruchsicher sein und auch bei seitlicher Belastung im Steilgelände sicher führen. Einige Tipps, worauf man beim Schneeschuhkauf achten sollte:

▶ Das Material sollte absolut bruchfest sein.
▶ Die Grundflächen dürfen nicht vereisen.
▶ Die Größe des Schneeschuhs auf das jeweilige Körpergewicht abstimmen.
▶ Die Bindung muss verstellbar sein und sollte eine uneingeschränkte Fersenfreiheit bieten.

Stock

Zum Nordic Snowshoeing braucht man einen Nordic Walking-Stock. Wer also Nordic Fitness-Crosstraining betreibt und dabei saisonal die Sportarten wechselt, z. B. von Frühjahr bis Herbst Nordic Walking und im Winter Nordic Snowshoeing, der benötigt nur ein einziges Paar Stöcke. Man sollte allerdings beim Kauf der Nordic Walking-Stöcke darauf achten, dass diese eine abnehmbare Spitze besitzen, um im Winter einfach einen Teller montieren zu können. Nur so kann man sich auch im Tiefschnee seitlich sicher abstützen.

Schuhe

Als Schuhe eignen sich im Prinzip Boots, Berg- bzw. Wanderschuhe, die wasserfest, warm und atmungsaktiv sind. Für längere Touren ist allerdings ein steigeisenfester Tourenschuh besser geeignet.

Gamaschen

Insbesondere bei frisch gefallenem Neuschnee wirft man beim Nordic Snowshoeing bei jedem Schritt immer ein wenig Schnee auf. Gamaschen verhindern das Eindringen von Schnee in den Schaft. Außerdem stellen sie bei extremer Kälte eine zusätzliche Isolationsschicht dar.

Umweltregeln beim Nordic Snowshoeing

Die Auswirkungen des Wintersports auf Natur und Umwelt sind enorm und so bleibt die Diskussion über die Umweltverträglichkeit auch weiterhin hochaktuell. Die freie Natur ist Heimat für Tiere und Pflanzen, die auf empfindlichem Boden gedeihen. Das Naturerlebnis steht beim Nordic Snowshoeing in Verbindung mit der sportlichen Leistung im Vordergrund. Aus diesem Grunde dürfen Aufforstungsflächen, Ruhezonen und Schutzgebiete auf keinen Fall betreten werden und auch in Waldgebieten sollte man möglichst immer auf markierten Wegen bleiben. Die wichtigsten Verhaltensregeln zur Schonung von Wald und Wild beim Nordic Snowshoeing:

▶ Bei zu geringer Schneedecke kann die Bodenvegetation geschädigt werden.
▶ Durchquerung von Wäldern nur auf Pisten und Wegen.
▶ Meidung von Futterstellen.
▶ Ausgewiesene Gebiete (z. B. Aufforstung, Wildtiere) nicht befahren.
▶ Wildtiere meiden; nur aus der Entfernung beobachten.

Technik

Auch wenn die allerersten Schritte in den Schneeschuhen etwas tapsig wirken, die Technik des Snow Walkings ist ganz einfach. Nach den ersten, etwas ungewohnten Schritten, stellt man fest, Schneeschuhwandern ist, zumindest in der Ebene, kinderleicht. Der „Storchengang" ist etwas breiter als mit gewöhnlichen Schuhen und je nach Einsinktiefe und Neigung unterschiedlich anstrengend. In leicht geneigtem Gelände stellt auch die Spuranlage kein Problem dar. Nur bei der Querung von Steilhängen ist Beweglichkeit in den Fußgelenken erforderlich, da hier das Fußgelenk seitlich abgewinkelt werden muss. Schwierig ist auch das Bergabgehen im Steilgelände, vor allem bei Pappschnee oder Bruchharsch.

Gefahren im Hochgebirge
Wer größere Touren im Hochgebirge unternimmt, sollte neben einer guten Kondition auch entsprechende Orts- und Wetterkenntnisse sowie einen guten Orientierungssinn besitzen. Ansonsten sollte man sich besser einem ortskundigen Führer anvertrauen. Insbesondere Lawinen stellen im alpinen Bereich auch für den Schneeschuhläufer eine große Gefahr dar. Allein in den Alpen beklagen wir jährlich ca. 100 Tote durch Lawinen, von denen die meisten Todesfälle vermeidbar gewesen wären. Elementare Kenntnisse über Lawinengefahr sind (überlebens-)wichtig und zugleich auch äußerst komplex. So hängt z. B. die Beurteilung der Lawinengefahr von einer Vielzahl von Komponenten, wie der Temperatur, Schneehöhe, Hangexposition und Steilheit, ab. Aus diesem Grund sei an dieser Stelle nachdrücklich auf die entsprechende Fachliteratur verwiesen (z. B. Hoffmann, 2000; Munter, 2002).

Tab. 23: Tipps beim Schneeschuhwandern

- ▶ Zunächst in der Ebene einlaufen.

- ▶ Die konditionelle Belastung beim Bergaufgehen nicht unterschätzen.

- ▶ Bei steilen Aufstiegen eine gleichmäßig ansteigende Spur anlegen („den Hang lesen").

- ▶ Dabei sollte man sich vor allem bei hoher Schneelage beim Spuren abwechseln, um Kräfte zu sparen.

- ▶ Steilpassagen werden im Aufstieg am besten in direkter Falllinie begangen.

- ▶ Bei harter Unterlage kommen die Harschkrallen zum Einsatz.

- ▶ Bei sehr tiefem Schnee eine Schnur an die Spitze des Schneeschuhs binden. Falls man tief einbricht, lassen sich die Schneeschuhe auf diese Art einfacher herausziehen.

- ▶ Bei sehr steilen Anstiegen im Gebirge und weichem Schnee kann die so genannte *Kick-Stepp-Technik* hilfreich sein. Dabei geht man den Hang mit stufenartig angelegten Tritten in der Falllinie hinauf.

- ▶ Beim Queren von Hängen mit weichem und tiefem Schnee die Schneeschuhe und Fersenharscheisen seitlich fest in den Schnee rammen.

- ▶ Beim Abstieg den Körperschwerpunkt auf die Bindung und das Fersenharscheisen verlagern.

Anhang

1   Literatur

Anonym (2003). *Nordic Blader*. URL: http://www.nordicblading.com/ deutsch/etusivu.php, Stand 30.09.03

Berg, A. (1992). Das metabolische Syndrom – Sport als effizienter Therapieansatz. *Sport und Medizin*, 4, 289-292.

Birkner, H.-A. & Roschinsky, J. (2003). *Aquajogging*. (2. Aufl.). Aachen: Meyer & Meyer.

Blume, D. D. (1987). Zu einigen wesentlichen Grundpositionen für die Untersuchung der koordinativen Fähigkeiten. *Theorie und Praxis der Körperkultur*, 27, 29-36.

Boeckh-Behrens, W.-U. & Buskies, W. (1995). *Gesundheitsorientiertes Fitnesstraining*, Band 3. Lüneburg: Wehdemeier & Pusch.

Csikszentmihalyi, M. (1992). *Flow – Das Geheimnis des Glücks*. Stuttgart: Klett-Cotta.

Hackfort, D. & Kriegel, R. (1997). Sportliche Aktivität und Diabetes Mellitus Typ II – Eine Metaanalyse. *Arbeitsinformationen Sportwissenschaft*, Nr. 9.

Hoffmann (2000). *Lawinengefahr*. München: blv.

Hollmann, W. & Liesen, H. (1986). Höheres Alter und Sport. In W. Hollmann (Hrsg.), *Zentrale Themen der Sportmedizin* (S. 342-357). Berlin: Springer.

Hottenrott, K. (1993). *Trainingssteuerung im Ausdauersport: Theorien – Untersuchungen – Beispiele*. Ahrensburg.

Hottenrott, K. (2002). (Hrsg.). *Herzfrequenzvariabilität im Sport*. Hamburg.

Hottenrott, K. & Urban, V. (2003). *Handbuch für Skilanglauf*. (2. überarb. Aufl.). Aachen: Meyer & Meyer.

Miller, R. (1990). Streß und Entspannung - Praktische Vorschläge sich in der Schule wohlzufühlen. *Pädagogik*, 42 (10), 22-27.

Morgan, W. P. (1984). Physical activity and mental health. In H. M. Eckert & H. J. Montoye (Eds.), *Exercise and health* (pp. 132-145). Champaign: Human Kinetics.

Munter, W. (2002). *3 x 3 Lawinen*. Ottobrunn: Rother.

Neumann, G. (1993). Zum zeitlichen Ablauf der Anpassung beim Ausdauertraining. *Leistungssport*, 5, 9-14.

Rieder, H., Huber, G. & Werle, J. (Hrsg.). (1996). *Handbuch Sport mit Sondergruppen*. Schorndorf: Hofmann.

Roschinsky, J. (2003). *Carven – Faszination Skifahren*. Aachen: Meyer & Meyer.

Röthig, P. (Hrsg.). (1992). *Sportwissenschaftliches Lexikon*. Schorndorf: Hofmann.

Selye, H. (1974). *Streß*. Piper.

Wenger, U. & Wöllzenmüller, F. (2001). *Skilanglauf. Klassische Technik und Skating*. München.

Weineck, J. (1990). *Sportbiologie*. Erlangen: Perimed.

Zintl, F. (1997). *Ausdauertraining*. München.

2   Links zum Nordic Walking

Video	www.askoe.tv/
Firmen	www.exelsports.net/etusivu.php
	www.leki.de
	www.komperdell.com/
	www.swixsport.com
Verbände & Ausbildung	inwa.nordicwalking.com/
	www.nordicwalkingverband.de/
	www.nordic-walking-academy.de/
Weitere Informationen	www.nordicwalking.no
	www.nordicwalking.com/
	www.degasport.de
	www.polar-deutschland.de/
Bekleidung	www.loeffler.at/

Schuhe	www.Meindl.de
Nordic Blading	www.nordicblading.org/deutsch/
Nordic Snowshoeing	www.tubbs.de/
	www.outdoor-sport.at/htmlseiten/tubbs.html
	www.schneeschuhe.de
	www.bayerwaldtrekking.de
	www.alpenverein.de

3 Fotonachweis

Titelfoto: Jump, Fotoagentur Hamburg
Umschlaggestaltung: Jens Vogelsang, Aachen

Fotos Innenteil

Exel: 7 (2. von oben), 7 (unten), 37, 38, 40, 44, 45 (links), 78, 101, 127, 132, 135, 139, 143

Leki: 5 (oben), 7 (oben), 18, 19, 27, 43, 45 (mitte), 45 (rechts), 48 (links), 51 (links), 51 (mitte), 52/53, 81, 91, 93, 94, 116, U4

Swix: 5 (mitte), 26, 39, 46 (rechts), 47 (links), 48 (rechts), 51 (rechts), 55, 126

Komperdell: 2/3, 5 (unten), 6, 8, 10, 13, 21, 28, 32, 33, 35, 39, 46 (links), 46 (mitte), 48 (mitte), 50, 53, 61, 64, 70-75, 79, 82/83, 89, 97, 118, 124

Karhu: 47 (mitte), 47 (rechts)

Engelberg-Titlis Tourismus AG.: 7 (2. von unten), 146, 153, 156/157

Polar: 16, 17, 63 (unten rechts), 63 (mitte), 110, 147

Tecnica USA, West Lebanon NH 03784: 63 (oben links), 136

Tubbs: 151, 152